SABOREA LA COMIDA

¡Descubre y conecta con tu paladar!

Saborea la Comida

Primera edición: noviembre 2022

©Susanna Arbat Barchín 2022

Autoedición y diseño: Susanna Arbat Barchín

Saborealacomida@gmail.com

ISBN: 978-84-09-44883-8
Depósito legal: GI -1433-2022

SABOREA LA COMIDA

¡Descubre y conecta con tu paladar!

Susanna Arbat

«Conócete a ti mismo/a, escoge libremente lo que te apetece comer, y especialmente, haz que cada bocado sea memorable».

Susanna Arbat ❤️

«*Somos criaturas de hábitos*».

Aristóteles

Índice

Agradecimientos:

Saborea la Comida es la materialización de mi primer proyecto editorial. Dedicado a vosotros. Xevi, Lluc y Claudi. Las personas más importantes en mi vida. Sois mi gran **porqué.** La máxima expresión del amor incondicional. El combustible para alcanzar todos mis sueños.

Millones de gracias por vuestra confianza, por motivarme día a día hacia lo más alto, por ser mi fuente de inspiración. ¡Os quiero incondicionalmente!

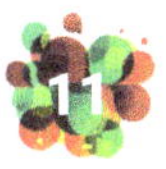

Dedicado a ti: ¡Querido lector!

Tú decides qué, cómo y cuándo comer... Por tal motivo te invito a que aproveches todos los nutrientes que te aportan los alimentos que consumes cada día. No los subestimes, pensando que son solo energía. Ya que en realidad nos aportan mucho más...

Cada uno es especial y esconde una sorpresa. ¿Quieres descubrirlas? Si es un sí, permíteme acompañarte en este viaje tan especial. Por el cual exploraremos de forma inusual los lugares más intrépidos y desconocidos del sentido del gusto.

Mi intención es ayudarte a descubrir tus preferencias gustativas. ¿Para qué? Muy sencillo, para saber reconocer tus gustos, y así, permitirte escoger de forma libre y consciente lo que más gusta a tu paladar. Y especialmente, disfrutar al máximo de ello, haciendo que cada bocado sea una experiencia única e irrepetible.

Bajo mi punto de vista y mi propia experiencia, es de gran importancia reconocer que has sido tú quien ha decidido qué comer, sin que nada ni nadie interfiera, ya que se trata de una elección personal, libre, y seguramente la más acertada para ti. Esta condición, transforma la acción de comer en ¡una experiencia sublime y con sentido!

De esto, aparentemente tan simple, me di cuenta en mi adolescencia. Cuando tuve el placer de empezar a experimentar con la comida personalmente, y fuera de mi entorno familiar.

Una de las vivencias positivas que recuerdo durante mi última etapa del instituto fue la de disfrutar diariamente de comer fuera de casa al mediodía. Vivir lejos de mi zona estudiantil me permitió independizarme gastronómicamente hablando.

Sentir la libertad de poder romper la rutina, escogiendo dónde y qué comer, convirtieron ese espacio de tiempo en mi momento favorito. Allí dónde iba suponía mi oasis, rodeado de paz y tranquilidad.

Descubrir mi ciudad desde la «perspectiva gastronómica» me hizo desplegar las alas y empezar a volar sin mirar atrás. Fue un punto de inflexión en mi vida. Por primera vez sentí que conectaba con la comida desde del corazón.

⇨⇰⇰ Por eso, reitero que **el placer por la comida está directamente vinculado al poder de elección.**

¿Te ha ocurrido alguna vez sentirte obligado a comer por compromiso?

«¡A mí sí!». Cuando me adentro a los recuerdos de mi infancia, es la primera sensación que invade mis pensamientos.

Según mi madre, darme de comer era un suplicio, como un juego de tronos, y por ello, siempre que podía, delegaba esta tarea a su madre (mi abuela).

Eso sí, con mi abuela era otro cantar... Ella nunca se rendía y muy a mi pesar me acababa inyectando la cuchara rebosando de comida hasta la garganta.

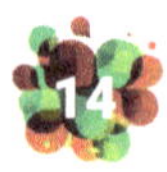

Como os podéis imaginar, la mayoría de las veces el final era predecible... Todo lo que ya no aceptaba mi estómago, salía siguiendo el mismo recorrido que al entrar, pero a doble velocidad.

Y el aprendizaje final de esta historia es que:

**«El cuerpo es muy sabio,
identifica lo que te conviene.
Es por ello, que te invito a escucharlo
y seguir sus señales.
Respeta su ritmo y no lo fuerces.
Déjalo fluir»**

Otra de las vivencias, que marcó mi conducta con la comida, fue la de «no jugar con ella». Siendo la siguiente frase una de las que más sonaban en casa:

«Con la comida no se juega»

Visto en perspectiva, esta frase como muchas otras, tiene múltiples interpretaciones, según el contexto en el que se aplique.

En mi caso, el significado era simple, puramente el de evitar el desperdicio de alimentos, y a su vez, disminuir el trabajo extra que implicaba el desorden ocasionado. Mi madre era muy obsesionada con la limpieza y lo demostraba poniendo sus reglas en todas las áreas, siendo esta una de ellas.

Aun así, mis inmensas ganas de experimentar con los alimentos no se vieron afectadas por estas vivencias, todo

lo contrario, cada día iba experimentando, creando todo tipo de mezclas estrambóticas, a las que terminé denominando: *«Pociones Mágicas».*

Mis preferidas, las caracterizadas por tener al mismo tiempo una textura viscosa y pegajosa.

Todo aquello que fuera gelatinoso, denso y sintético plástico me fascinaba. Así que cada vez que se me encendía la bombilla me ponía manos a la obra. Y aquí empezó mi trayectoria dentro del I+D+i.

Recuerdo crecer en un entorno familiar lleno de contrastes relacionados con la conducta alimentaria.

Para que te hagas una idea, mi abuela materna tenía la divina obsesión de sobrealimentar a todo el mundo, menos a ella. Recuerdo que nunca aceptaba un *«no quiero más, gracias. Estoy llena»* por respuesta.

Cuando ella nunca se terminaba su plato. Tenía la extrema preocupación de proteger a los suyos y, pensaba que lo hacía dándoles de comer.

Mi madre modeló este comportamiento, de forma que siempre me dejaba el plato encima de la mesa, con el tipo de comida y la cantidad exacta que consideraba me tocaba según mi edad.

Como no comía nada, siempre optaba por elaborar platos extremadamente consistentes e interminables. ¡Inclusive el bocadillo del desayuno y la merienda era gigante!

Reconozco que llegué a aburrirme de todo lo que me preparaba, no porque no fuera una excelente cocinera, ya que sí lo era, sino porque nunca me permitía elegir lo que comer.

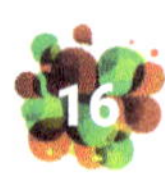

Solo de pensar que nunca podía escoger lo que me apetecía, se me quitaban las ganas de comer e inmediatamente, las mariposas que habían aparecido en mi estómago en señal de hambre se esfumaban.

Llegué a perder el interés por la comida, ya que solo la asociaba con obligación y rutina.

Y eso que siempre he sido una persona muy independiente, que le encanta ir a su aire, sin que me impongan nada. Es por ello, que este tipo de deberes los vivía como una «amarga tortura».

Que diferente hubiese sido mi vida si en la sociedad donde crecí entendieran que el juego y la diversión son los vehículos fundamentales a la hora de adquirir hábitos alimenticios saludables y al mismo tiempo, potenciar el desarrollo cognitivo en todas las etapas de la vida.

¡Seguro que me habrían ahorrado muchos conflictos familiares!

> *Conociendo esto, te invito a que te des*
> *la oportunidad de divertirte y que transmitas*
> *en tu entorno que*
>
> **¡Con la comida sí se juega!**

Desánclate del pasado (que sin darte cuenta te inculcaron), atrévete a experimentar.

Piensa que todo aquello que a tus ojos sea diferente, curioso, divertido, llamativo... En otras palabras, que te

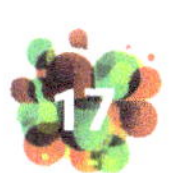

impacte emocionalmente, te será más fácil de aplicar, repetir, retener en tu mente y en consecuencia instaurarlo como hábito. Tal como decía Aristóteles[1]:

«Somos lo que hacemos repetidamente. La excelencia entonces no es un acto sino un hábito».

Así pues, ¿a qué esperas? ¿Por qué no renovar tu forma de comer, para que cada bocado cree un impacto en tu sistema neuronal y sea memorable?

Eso sí, lo primero es quitarte la mochila que arrastras desde la infancia. Te invito a que te dejes guiar por mis recomendaciones y aprenderás a disfrutar de la comida, sin prejuicios, y por medio de tu autoconocimiento sensorial. 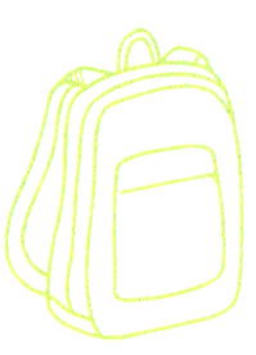

Después de esto, te aseguro que verás la comida bajo otro contexto. Nada te sabrá indiferente, ya que habrás descubierto qué es lo que te gusta realmente y, cómo lo tienes que comer para sacarle el máximo partido.

¡Solo depende de ti, de que quieras que pase!

Yo lo hice, vacié mi mochila llena de todas las creencias negativas relacionadas con la comida y luego comencé a llenarla. Con conocimientos sobre nutrición, metabolismo y tecnología alimentaria.

En realidad, tenía la necesidad vital de encontrar el origen a mi conducta alimentaria, desarrollada e inculcada hasta el momento. Luego logré contrastar de forma sólida mi paradigma de creencias relacionado con la comida, hasta lograr la **libertad de expresión** dentro de mi entorno familiar.

---

1 Filósofo griego (Estagira (384 A.C.) – Calcis (322 A.C.).

Me di cuenta de que tenía el poder de hacerlo, si me lo proponía y, especialmente, si lograba cambiar mi mentalidad. Así que, sanear de forma integral mi relación con la comida, se convirtió en mi gran obsesión.

¡Quería empezar de una vez por todas a disfrutar de la comida como no lo había hecho antes!

Reconozco que el camino no fue lleno de rosas, sino más bien lleno de espinas. Ya que desenmascaré infinidad de incoherencias entre mi paradigma de aquél entonces y la información que iba descubriendo, la cual me hizo cuestionar todo lo que había vivido hasta el momento.

Empecé por aprender cómo funciona el cuerpo humano y cómo alimentarlo de forma saludable, con la intención de aplicar los conocimientos adquiridos en la creación de productos alimenticios beneficiosos para el organismo.

Para ello, me diplomé en Nutrición Humana y Dietética y me licencié en Ciencia y Tecnología Alimentaria[2].

Al final de este proceso, me sentí liberada (como si hubiera recuperado mi forma natural después de haber estado durante mucho tiempo dentro de un molde ajeno). Y lo más importante fue, darme cuenta de que con mis conocimientos podía ayudar a personas a recuperar la ilusión por comer.

Así que, desde el principio de mi carrera profesional, tenía claro que quería hacerlo con la intención de **dar en vez de recibir**, creando productos alimenticios de alta calidad, y así, mejorar la oferta del mercado.

2 Universidad Central de Catalunya (UVic- promoción 2003- 2008).

> **Mi gran pasión en esta vida es crear un mundo alimentario, lleno de productos extraordinarios, que transmitan emociones a los consumidores.**

Contribuir a que las personas disfruten de la comida sin prejuicios es mi propósito y lo desempeño día a día, desarrollando productos sorprendentes, que hagan sentir a las personas que **comer es algo más que nutrirse** y que **cada bocado es importante.**

Deseo enormemente que las personas aprendan a comer con sentido gracias a su **autoconocimiento sensorial** y consumiendo **productos maravillosos.**

¿Por qué? Pues porque los alimentos son nuestra fuente de energía vital diaria. Con lo cual, te mereces disfrutarlos de forma integral y desde todos los ángulos posibles.

Estarás de acuerdo conmigo en que, de poco sirve basar tu alimentación en productos que solo son nutritivamente completos, sin que te aporten ningún grado de satisfacción, ni cubran tus expectativas.

Porque cuando te das cuenta de que comer es un proceso mental, el cual va más allá de dar energía a tu organismo, buscas algo más. Entras en la investigación de cómo conseguir desarrollar la experiencia al máximo nivel de complacencia sin penalizar tu salud.

Si todos los productos del mercado estuvieran diseñados en esta dirección, nadie se habría olvidado de cómo saborear la comida.

Es por ello, que quiero crear un mundo repleto de:

a. Productos extraordinarios que cumplan la regla de las tres «S»:

SENSACIÓN - SABOR - SALUD

b. Consumidores sensorialmente conscientes desvinculados del hábito tóxico de **«comer por comer»** y reconducidos al de **«comer conscientemente con placer»**

Hoy llevo más de trece años en el sector de la industria alimentaria, desempeñando mi pasión. Es por ello, que siento que ha llegado el momento de poder transmitir todos mis conocimientos y la experiencia que adquirí en este viaje. La materialización de este libro es el resultado.

Si realmente quieres empezar a vivir la experiencia de comer de forma apoteósica, *Saborea la Comida* te proporcionará las herramientas para reconectar con tu sentido del gusto y empezar a disfrutar de los alimentos a través del reconocimiento de los sabores que te aportan.

Estoy súper entusiasmada por mostrarte todos los secretos que te abrirán las puertas al **universo sensorial.**

¡Siento mariposas en el estómago solo en pensar en todo lo que estás a punto de descubrir...!

Te doy mi agradecimiento más sincero por haber adquirido este libro y así, acompañarme en contribuir con el

proyecto de crear un mundo lleno de personas comprome-
tidas en mejorar su calidad de vida y bienestar. Millones de
gracias de todo corazón.

Susanna Arbat 

¿CÓMO APROVECHAR ESTE LIBRO AL MÁXIMO?

Según mi propia experiencia, el proceso de aprendizaje se consolida mediante la práctica y la enseñanza de los conocimientos estudiados, lo que implica altas dosis de compromiso, constancia y disciplina, las cuales se consiguen con motivación.

Un factor clave para sentirte constantemente motivado y poder llegar al éxito es la pasión. Si haces lo que más amas, te implicarás más que nadie en este mundo y el éxito vendrá a ti.

Asegúrate de que todo lo que hagas sea por iniciativa propia, porque lo amas.

Si has adquirido este libro, doy por supuesto que así es. Es determinante que tomes en cuenta que:

«Tus resultados solo dependen de TI».

Saborea la Comida es un manual de entrenamiento, diseñado para descubrir, activar y calibrar por ti mismo/a tu perfil sensorial.

Dicho a mi manera, se trata de un **reencuentro con tus habilidades gustativas olvidadas o perdidas.** En él encontrarás:

1. Las bases teóricas y curiosidades de todo lo relacionado con la experiencia multisensorial de comer,

conducta alimentaria, fisiología y funcionamiento del sentido del gusto, percepción y tipos de gustos.

2. Múltiples ejercicios prácticos de autoconocimiento personal relacionados con percepción del gusto.

3. Recomendaciones de mejora de tus habilidades gustativas.

Verás que cada capítulo corresponde a una fase del siguiente **viaje interestelar** hacia un **universo inédito de renovación sensorial:**

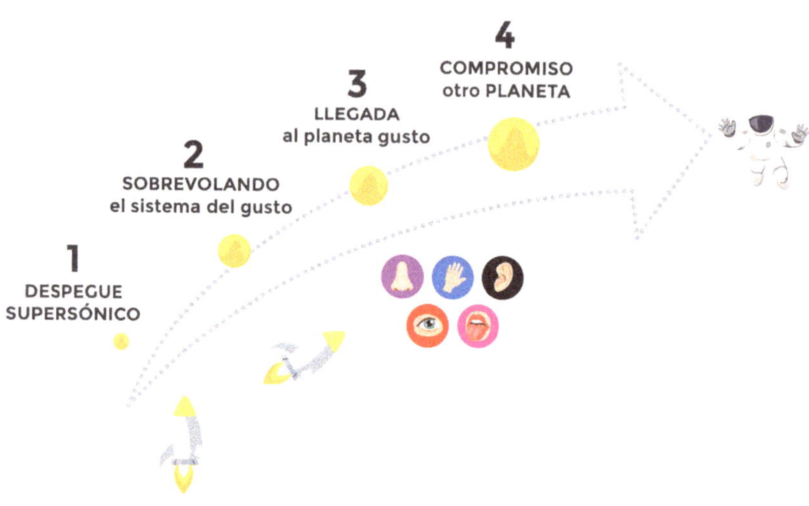

Figura 1. Fases del viaje interestelar

Para exprimirlo al máximo y tener resultados, te recomiendo que incorpores en tu rutina diaria **de forma consciente** los ejercicios que se indican, para así, poco a poco realizarlos de manera inconsciente. Es decir, que se convierta en tu herramienta principal para la creación de nuevos hábitos.

Tal como te he comentado al inicio, con la **repetición** se consigue el **hábito** y el objetivo final de este libro es que logres:

1. Transformar tu forma de percibir la comida, identificando los sabores que te aporta.

2. Identificar tanto los puntos fuertes como débiles de tu sentido gustativo para que puedas mejorarlos.

3. Convertir **la acción de comer en una experiencia placentera y con sentido.**

Al igual que lavarse los dientes, **comer** de forma consciente forma parte de nuestra **higiene sanitaria** diaria.

Todo lo que cuento en este libro me sirvió para renovar mi paradigma y adquirir los siguientes conocimientos vitales:

a. **La conducta** que tenemos con la comida influye directamente en nuestra salud y en nuestro bienestar.

b. **Dar sentido a la acción de comer** es fundamental para evitar caer en el hábito tóxico del «comer por comer».

c. **Cada alimento es y nos aporta lo que nosotros creemos.**

d. **No existe ningún alimento creado para hacer el mal.** Todo depende del uso que le demos.

e. **Escuchar** las señales de tu cuerpo y **respetarlas** es imprescindible para mantener el binomio **cuerpo-mente** saludable.

¡Tu cuerpo es quien mejor te conoce!

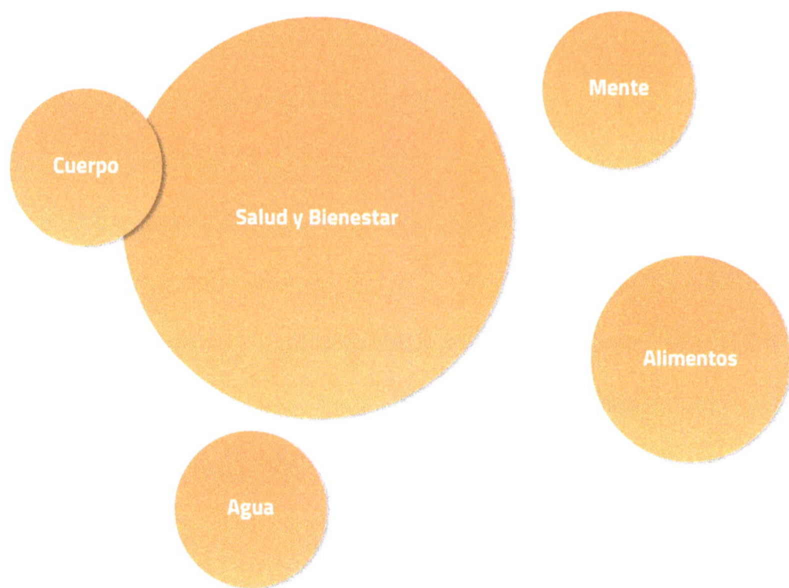

Figura 2. Elementos implícitos de la salud y el bienestar.

Seguro te parece obvio, pero aquí está la clave, porque muchas veces lo más obvio nos pasa desapercibido y no le prestamos atención, hasta que vemos que nos hemos desviado totalmente de nuestro camino.

Recuerda, comer es algo más que nutrirse.

Quiero que esta frase tenga sentido para ti y forme parte de tu vida, y que pongas en práctica todos los conocimientos que te aportaré en *Saborea la Comida.*

Mi gran deseo es que **descubras** y **conectes** con tu auténtico perfil sensorial y empieces a disfrutar de la comida, como nunca lo has hecho.

¿Recuerdas cuando eras pequeño/a la ilusión que te hacía todo?

Pues, esa es la sensación que quiero que recuperes cuando pienses, hables, elijas y disfrutes de tu banquete diario.

Sé que ahora lo debes ver como algo difícil de conseguir, pero piensa que, sí yo lo hice, ¿por qué tú no? Al igual que yo, tú puedes lograrlo.

En todos los ámbitos, si existe una persona que lo hizo, significa que **sí** se puede. ¡Sé tú una de ellas!

Di, «yo sí puedo». Y repítetelo hasta que se grabe en tu mente.

Está comprobadísimo de que en todo proceso de cambio si se tiene un entorno favorable y alguien con los resultados que tus esperas conseguir, y que te acompañe, las probabilidades de éxito son mayores.

Mi experiencia personal y profesional me lo ha corroborado. ¡Aquí estoy para acompañarte! **Cuenta conmigo para todo lo que necesites**.

Estoy muy entusiasmada por formar parte de tu proceso de **metamorfosis.**

Gracias por darme esta oportunidad. Tiene un valor incalculable para mí.

Me encantará saber cómo vas evolucionando en tu proceso. Para ello, me hace mucha ilusión que me escribas en **saborealacomida@gmail.com**, y me cuentes cómo van tus progresos.

Asimismo, te invito a compartir tus experiencias en las redes sociales para que otras personas se motiven a formar parte de este nuevo cambio.

¡Gracias por seguirme y etiquetarme!

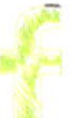 https://m.facebook.com/susanna.arbat
https://m.facebook.com/saborealacomidaSAB.

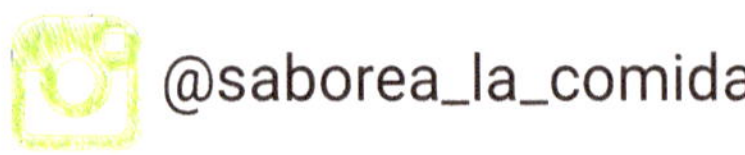 @saborea_la_comida

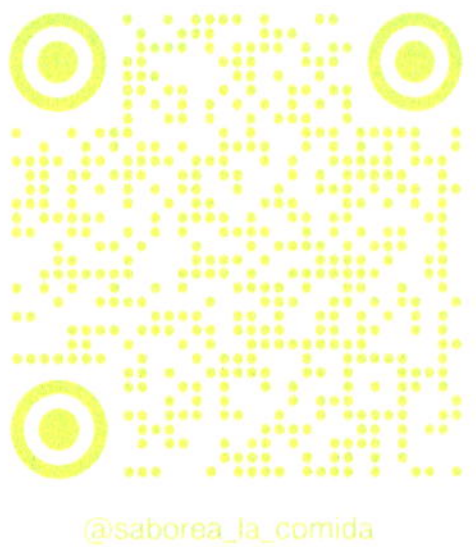

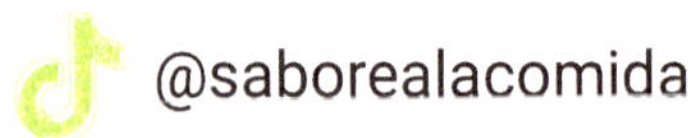 @saborealacomida

Ahora sí, ha llegado el momento… Un… Dos… Tres…

¡DESPEGUEMOS!

FASE 1:
DESPEGUE SUPERSÓNICO

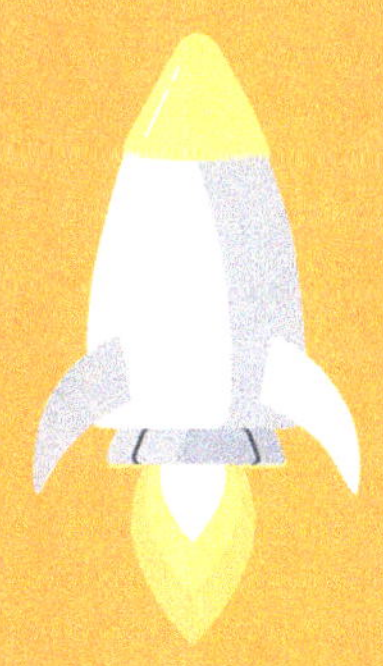

Querido lector,

¡Bienvenido a bordo! Estamos a punto de empezar nuestro viaje rumbo al universo sensorial.

Por favor, abróchate el cinturón y acomódate que, en tres, dos, uno… ¡Despegamos!

En esta fase inicial nos elevaremos a una velocidad supersónica para llegar con el menor tiempo posible a nuestra primera estación: el sistema del gusto.

Para ello, haremos un breve tour por todas las ideas imprescindibles que necesitas conocer antes de tu llegada. Concretamente, aprovecharemos la inercia adquirida en este despegue para conocernos un poco más, mientras repasamos los conceptos que nos llevarán a tomar consciencia sobre la gran diferencia entre la acción de **comer y saborear**, desde una visión práctica muy personal pensada para inducirte a reflexionar sobre tu realidad actual, tomar consciencia y acción.

Así pues, en este capítulo trataremos de forma cronológica los siguientes tópicos:

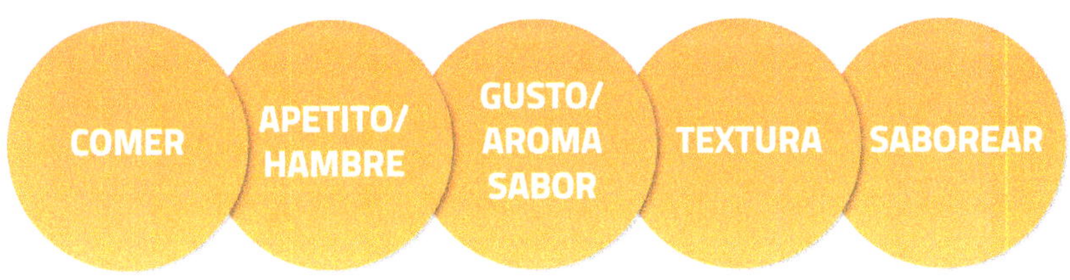

Figura 3. Tópicos Fase 1.

1. 1. COMER: secretos, enfoque y ciencia

¿Qué implica comer? ¿Qué implica esta palabra que nos inunda la boca cada día?

Primero de todo, **acción**. Requiere de nuestra participación tanto física como mental.

Básicamente, la prueba está en que, a nivel físico, en caso de inmovilidad necesitaríamos la ayuda de alguien o algo externo para realizarlo. Y a nivel mental, el proceso es infinitamente más complejo.

Al igual que cualquier otra acción de nuestra rutina, lo que necesitamos es prestarle **atención**. Es aquí cuando se abre el telón, dando paso a nuestros queridos cinco sentidos, los cuáles intervienen transportando estímulos físicos a nuestra sala de máquinas principal; el **cerebro**. En donde se descodifica la información creando una señal que es mediada por nuestro **corazón** y dando como resultado una **emoción.** La cuál se transformará finalmente en una **reacción** específica.

La palabra **comer**, tanto en su origen etimológico[3], como en su definición literal[4] actual, nos ofrece un concepto parcial. En ambos casos solo se hace referencia la parte física de esta acción.

¡Una vez más, todo es cuestión de perspectiva y del significado que le damos a las cosas!

---

3 Comedere (prefijo «com-»: acción; sufijo «-edere»: comer) proveniente del Latín vulgar, cuyo significado era «comer todo» o «devorar».
4 Según el diccionario de la Real Academia Española, COMER significa «masticar y deglutir un alimento sólido».

Lo que sí queda claro es que **comer** es una **acción vital**, por ello debemos otorgarle la importancia que tiene en nuestras vidas, destinándole **tiempo** y **calidad,** en forma de **buena conducta** y **alimentos maravillosos.**

¿Sabías que destinamos entre un 10 y 15% de nuestro tiempo al día para comer ?

Aquí está otro punto clave: el **tiempo**. Un factor destacado e importantísimo, que determina el resultado final del acto de comer en nuestro organismo.

Habrás oído más de una vez que este es el bien más preciado que tenemos en nuestra vida, por ser irremplazable e insustituible. Estoy totalmente de acuerdo con ello, pues es limitado y una vez que ha pasado, no lo podemos recuperar.

¡Aprovecha e invierte cada instante de tu existencia! No lo malgastes desempeñando las tareas en modo piloto automático. ¡Dale sentido a la acción de **comer**! Aunque se haya convertido en una rutina para ti.

Nuestra conducta frente la comida o, en otras palabras, el cómo reaccionamos cuando tenemos un plato suculento delante u otro que no lo es, nos motiva fisiológicamente. Lo podríamos describir como una conversación entre nuestro cerebro y nuestro intestino mediada por el corazón. Dicho de otra forma, es una respuesta emocional de nuestro cerebro.

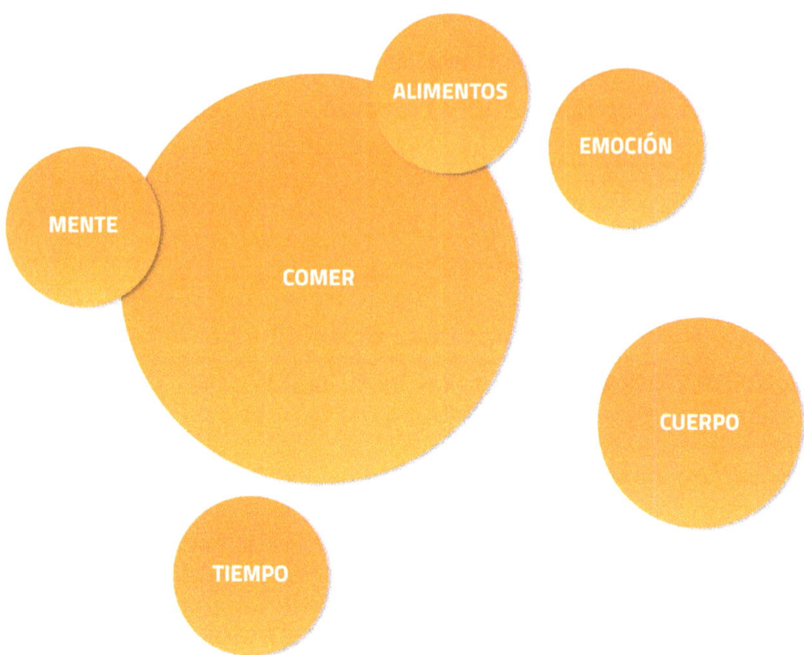

Figura 4. Elementos implícitos en la acción de comer.

En base a esto, durante los últimos años se han realizado muchas investigaciones acerca de la influencia de la mente en la experiencia sensorial y se ha descubierto que solo el 10% de dicha experiencia tiene lugar en la boca.

En consecuencia, han surgido varias ramas científicas especializadas en el estudio de la influencia de la mente en este campo, de las que hablaremos más adelante, conocidas como **gastrofísica y neurogastronomía**. Ambas, establecen al cerebro como la pieza primordial de este proceso. Y sobre las cuales se fundamenta este libro.

Además, querido lector, de acuerdo con mi filosofía de vida, la cual se basa a partes iguales en la espiritualidad y la ciencia (pragmatismo), así como, el alto impacto que considero, tiene nuestra **consciencia** sobre las acciones, he decidido tratar varios temas desde un punto de vista holístico- práctico.

Hasta el momento, no había etiquetado mi estilo de vida de ninguna forma, pero recientemente he descubierto que a nivel global y social queda englobado dentro del *mindfulness*[5].

Es más, dentro de este movimiento existe una rama específica enfocada a la alimentación consciente, llamada *mindful eating*, la cual implica una nueva forma de relacionarse con la comida, basada en la **intención** y **actitud** que adoptamos frente a ella, con un objetivo claro: el bienestar integral.

Entrando más en detalle, combina el poder de la elección personal a la hora de escoger los alimentos que vamos a comer, conjuntamente con el proceso de elaboración y, nuestra conducta al respecto, basada en técnicas de meditación para el autoconocimiento propio.

¿Para qué te cuento todo esto?

Principalmente, para introducirte y que te vayas relacionando con la experiencia sensorial de forma integral, concepto que mencionaremos incontablemente en este libro.

Así pues, una vez dejado claro cuál es el enfoque, la **mente** será el motor central de nuestro viaje hacia nuestra tierra prometida: **la experiencia multisensorial satisfactoria.** Por este motivo, si hablamos de nutrición y dietética, no será desde una visión clásica, sino que iremos un paso más allá,

---

5 Estilo de vida de origen budista focalizado en prestar atención de manera consciente a la experiencia del momento presente con interés, curiosidad y aceptación.

considerando el cerebro como el centro operacional base para el correcto funcionamiento del organismo.

A partir de esta nueva óptica, entra en juego la **neurociencia**. Rama de la ciencia que estudia de forma integral el sistema nervioso e investiga en base al funcionamiento del cerebro cómo se desarrolla la conducta humana. Y que aplicada al campo de la alimentación y gastronomía, se transforma en gastrofísica y en neurogastronomía.[6]

Tal como lo hemos comentado previamente, estas dos ciencias nos servirán como base de aplicación de todo el conocimiento que iremos descubriendo a lo largo de este apasionante viaje.

Principalmente porque fueron mi punto de quiebre, ya que, en primer lugar, permutaron mi perspectiva acerca de la dietética y la nutrición, la cual para mí era puramente fisiológica. Es decir, basada en cómo mantener el buen funcionamiento orgánico del cuerpo, excluyendo la parte mental.

Mi conocimiento estaba limitado a la comprensión y aplicación de todo tipo de guías de alimentación saludable, en las que se asociaba el bienestar y la salud al seguimiento de protocolos estrictos.

Cuando tomé conciencia de todo lo que implica el proceso de comer, cambió por completo mi relación con los alimentos. Comprendí que tanto la salud, como el bienestar, dependen de varios factores, más que el del tipo de alimentos que ingerimos.

---

6 Utilizado por el sistema sanitario actual y basado en el establecimiento de patrones de conducta alimentaria saludables para una sociedad, fundamentados en el metabolismo sano del cuerpo humano.

Entendí de una vez por todas, el significado real de la expresión *«somos lo que comemos»*, la cual tenía instaurada en mi subconsciente de forma errónea desde mi adolescencia.

Principalmente, porque en una sociedad como en la que vivimos, a mi modo de ver, dominada por la apariencia y el postureo, fui incapaz de interpretar el profundo mensaje que alberga, quedándome en la superficie, concentrando todo su poder en un único factor: **la acción de comer.**

Tardé años en descubrir que su origen proviene de la **filosofía ayurvédica**[7], basada en el concepto de que todo lo existente en esta vida es energía. Absolutamente todo.

El aire que respiramos, la ropa que vestimos, el agua y los alimentos que tomamos… Podríamos poner infinidad de ejemplos.

Cuando nos referimos a la alimentación, el ayurveda defiende que cada alimento, en base a su esencia y su procesamiento, contiene un determinado tipo de energía en su interior, la cual transmuta en la persona que lo ingiere.

Asimismo, cada persona también es energía. Por lo que en función del estado emocional que tenemos a la hora de comer, el efecto de los alimentos en nuestro organismo puede variar.

De aquí, que una de sus bases sea la de escoger escrupulosamente tanto los alimentos que comemos como el lugar y el entorno. Básicamente para que nuestra predisposición emocional sea positiva y obtengamos el máximo potencial de la comida elegida.

---

7 Filosofía milenaria originaria de la India, cuyo significado es: «conocimiento o ciencia de la vida».

Basada en esta revelación, escribí la siguiente afirmación:

«Comes como piensas y te sientes» 

Para mí, la forma de pensar de una persona conforma su identidad. Si partimos de la base de que nuestras acciones son el resultado que manifiesta nuestros pensamientos y sentimientos, podemos considerar la conducta alimentaria como un reflejo del estado psicoemocional de una persona.

De forma que:

> La conducta alimentaria de una persona refleja su estado mental y emocional.

O lo que sería lo mismo:

> Comemos en función de cómo pensamos y nos sentimos durante nuestro día.

Tal como decía el gran filósofo griego Aristóteles:

> «Somos criaturas de hábitos»

Gran verdad partiendo de **la base que nuestros hábitos residen en nuestra mente inconsciente,** la cual domina nuestro día a día en más de un 90%.

Es decir, la mayor parte del tiempo vamos en piloto automático sin darnos cuenta de lo que estamos haciendo.

¿Te ha pasado alguna vez? Estoy segura que sí.

Sobre todo, realizando aquellas labores más básicas del día a día, como por ejemplo, lavarse los dientes.

Perder la noción del tiempo al realizar una acción es un síntoma inequívoco de que ya la tienes integrada cómo **hábito**.

Dicho de otra forma, la tienes tan incorporada en tu día a día que ya no hace falta pensar en ella para ejecutarla. Forma parte de ti.

⇨▷❭ Los hábitos conforman tu identidad

Por esta razón, cuantos más años pasan, se nos hace más difícil cambiar de costumbres, ya que nos supone un gran sobre esfuerzo mental, emocional y físico.

Primordialmente, porque al inicio de todo proceso de transformación, tenemos que aplicar nuestra **mente consciente**, la cual es utilizada solo hasta un 10% en nuestras actividades.

Es por ello, que, para establecer un cambio, lo primero que debemos de hacer es **identificar** aquello que queremos modificar y después, focalizarnos en aquellas acciones que nos ayudarán a conseguirlo, mediante su **repetición consciente,** en dónde involucramos al 100% nuestro cuerpo y nuestra alma sintiendo lo que hacemos.

Es importante destacar que la complejidad del proceso reside en sobrellevar las adversidades que se presentarán durante el camino hacia la adquisición del nuevo hábito.

Más bien, a lo largo del **traspaso de acción consciente a inconsciente** es habitual encontrarse con resistencias dominadas por nuestra **mente inconsciente,** la cual tiene como función principal mantener nuestra integridad para garantizar nuestra supervivencia, que nos direcciona fuertemente hacia nuestro patrón antiguo.

De ahí que muchas veces se abandone a mitad de trayecto.

Está estudiado que el traspaso de una acción consciente a inconsciente no es inmediato. Sino que tarda un tiempo, más o menos largo en función de si el hábito a cambiar reside en una **creencia** o de una **convicción.**

De forma general, estos dos conceptos se diferencian principalmente por la fuerza que ejercen sobre la mente subconsciente. Siendo la convicción la más poderosa y reticente al cambio cuando se instaura.

Así pues, redefinirnos íntegramente es cuestión de **constancia** y **perseverancia,** en la ejecución de aquellas acciones que creemos que nos harán alcanzar nuestros objetivos hasta su total asimilación en forma de rutina o de hábito.

A nivel de salud, si queremos mejorarla de forma integral, el secreto reside en tomar acciones enfocadas a aumentar nuestros niveles de **energía** y **vitalidad.**

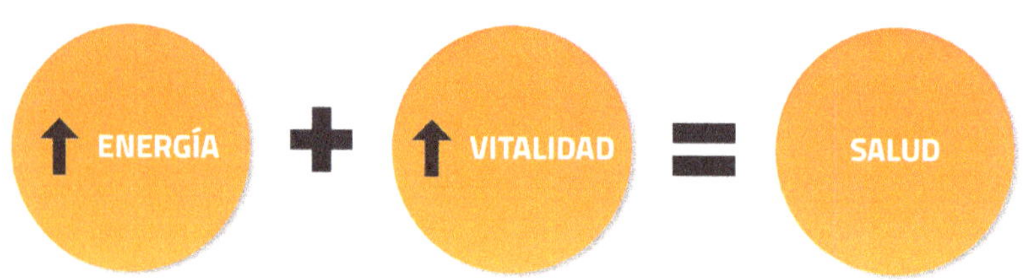

Figura 5. Concepto de salud.

Como profesional de la salud, esta fórmula es la base para prevenir la enfermedad.

La clave está en el equilibrio del binomio cuerpo- mente, vehiculizado por el corazón a través de la **emoción**.

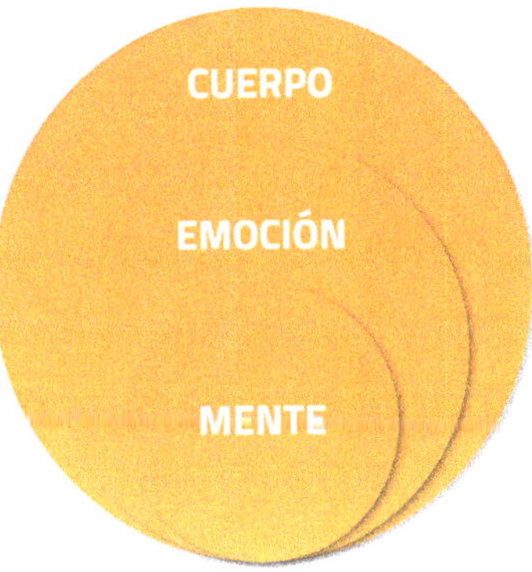

Figura 6. Equilibrio cuerpo-mente vehiculizado por la emoción.

Por lo que **nuestra salud no está sujeta únicamente a nuestra alimentación,** sino que esta es solo una parte más de la ecuación:

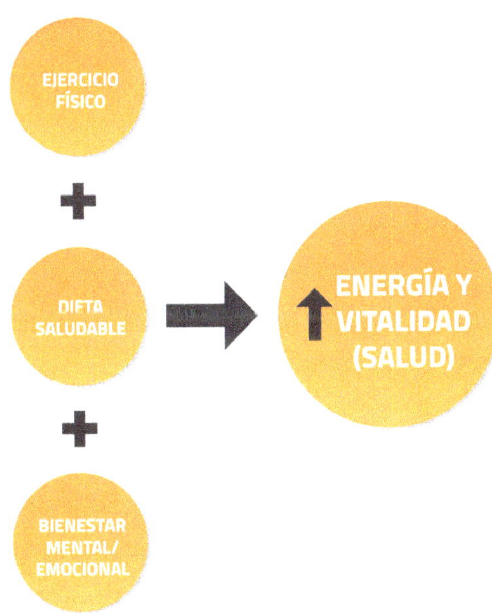

Figura 7. Elementos esenciales para tener salud.

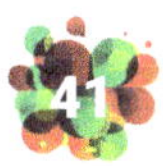

En definitiva, el efecto de los alimentos en nuestro cuerpo depende totalmente de lo que creemos que nos aportarán.

Pongamos un ejemplo. Si tú crees que la coliflor te aporta beneficios depurativos en tu cuerpo, notarás dichos efectos. Por lo contrario, si crees que te aportará complicaciones digestivas, también lo notarás. En ambos casos tendrás razón.

De ahí que los alimentos no tengan los mismos efectos en todas las personas.

Más allá de la genética y del tipo de alimento, todo lo que nos sucede en nuestra vida es fruto de nuestras creencias.

> **Todo en nuestra vida es fruto de nuestras creencias.**

Este concepto, lo especificaba muy bien Henry Ford, aplicándolo a los principios del éxito, diciendo:

«Tanto si crees que puedes, como si no, tienes razón».

Si aplicamos este mismo principio a la experiencia sensorial, lo que nos dice la neurogastronomía y la gastrofísica es que:

⇨ **El placer que obtenemos de los alimentos es absolutamente subjetivo,** porque está totalmente vinculado a nuestras **memorias, creencias y emociones**.

Es decir, están directamente relacionadas con nuestro cerebro y nuestro corazón.

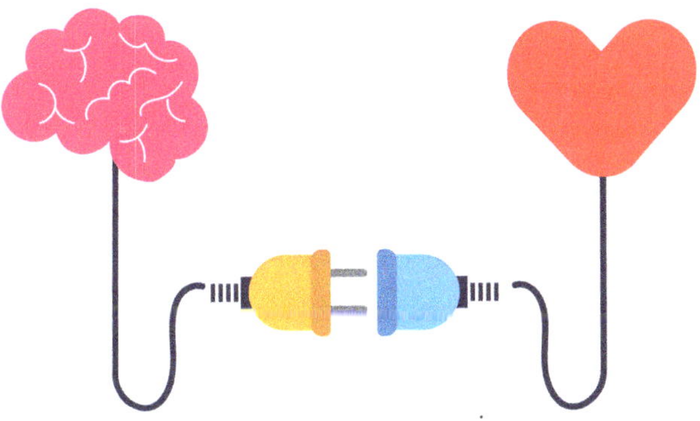

Figura 8. Conexión entre el cerebro y el corazón.

¿Habías oído a hablar de estas dos ciencias?

En caso negativo, no te apures. En las siguientes líneas les haremos el homenaje que se merecen por ser las protagonistas de la visión científica en el que se basa este manual.

Vamos allá. ¡No te quiero hacer esperar más!

En pocas palabras, la gastrofísica y la neurogastronomía se dedican al **estudio del cerebro aplicado al mundo sensorial**. Es decir, a identificar tanto los procesos que ocurren en nuestro cerebro cuando recibimos inputs sobre los alimentos que estamos comiendo, como los factores que pueden estar influenciando nuestra experiencia sensorial en ese momento.

Varios estudios[8] neurogastronómicos refuerzan esta teoría, estimando que solo un 10% de la acción de comer es mecánica y que el 90% restante es mental y emocional.

Se ha demostrado que nuestro **estado de ánimo**, considerado dentro de este 90% mental y emocional, es uno

---

8 Charles Spence (2017). *Gastrophysics. The new science of eating.*

de los factores más importantes que influencian en cómo respondemos a lo que comemos.

¿No te ha pasado que cuando estás radiante todo te sabe delicioso y cuando estás triste o de mal humor le encuentras peros a todo lo que te ponen delante? Seguramente sí. Seguramente es que no conocías asociarlo a tu estado anímico.

Jugando con ello, las empresas alimentarias estamos innovando cada vez más en esta dirección, en el rumbo de confundir la mente de las personas con una intención muy clara; **elaborar productos cada vez más saludables, sin comprometer el sabor, ni la expectativa.**

Sí, sí. Dentro del sector buscamos mejorar la calidad global del producto eliminando los ingredientes «menos saludables» o que tienen mala prensa por otros «más saludables» o más aceptados por los consumidores, pasando desapercibido el cambio. Técnicamente esta acción se denomina reformulación.

Una reformulación debe tener el mismo listado de ingredientes y las mismas características organolépticas del producto original. De tal modo que: el gusto, el aroma, la textura y el aspecto visual (color, volumen...) deben ser iguales al del alimento inicial.

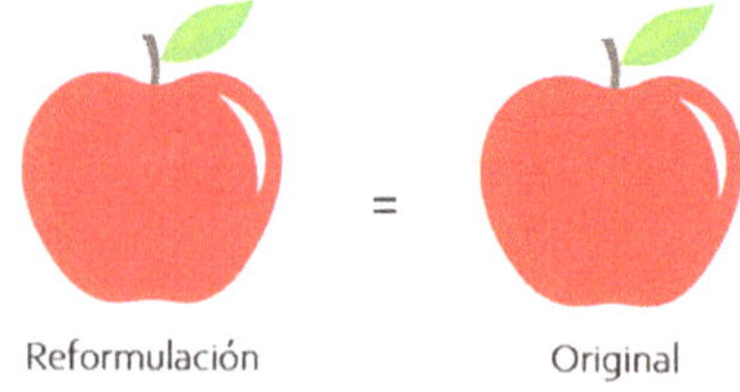

Figura 9. Concepto de reformulación.

¿Cómo se logra esto? Te preguntarás.

Primero de todo, he de decir que no es tarea fácil.

Partiendo de la base de que cuando se diseña un producto específico con una determinada función y unas características sensoriales, el resultado es un sistema que está en perfecto equilibrio. Por lo que cuando queremos modificar algún aspecto, es extremadamente complicado que el resto de los atributos se mantengan intactos.

Es decir, el sistema siempre tiende a desequilibrarse, en mayor o menos proporción, dependiendo de la magnitud del cambio.

En segundo lugar, **la reformulación es un proyecto transversal** que requiere de un alto grado de conocimiento en distintos campos, no solo el de la tecnología alimentaria, sino que hay una parte legal a nivel de ingredientes y una parte psicológica (expectativa) a nivel de consumidor que se debe continuar cubriendo.

Pongamos un ejemplo:

Partimos de unas galletas con un contenido en azúcar determinado, el cuál debe ser reducido al 5% por requerimiento legal y del cliente. Ante esta situación, primero lo que debemos hacer es estudiar qué funciones tiene el ingrediente que debemos reducir dentro del alimento en cuestión. En este caso, principalmente serí a la de aportar estructura a la masa, textura crujiente y sabor dulce a la galleta.

Una vez identificadas sus funciones, tendremos que valorar el impacto que tendrá esta reducción a todos los niveles y buscar estrategias para lograrlo al máximo, sin olvidar que la reformulación en todo momento debe ser **efectiva, eficaz** y **eficiente**.

> **Reformulación** = Producto Original
> **Efectiva + Eficaz + Eficiente**

No sirve de nada cumplir el objetivo si hemos invertido excesivos recursos en ello. En definitiva, se trata de pensar en la opción más rentable que nos lleve a alcanzar la meta que queremos.

Para ello, es importantísimo disponer de un equipo multidisciplinar brillante, en el cual, aparte de contar con un excelente equipo técnico R&D para el diseño y la creación de productos espectaculares.

Así mismo, será imprescindible la inclusión de profesionales que aporten conocimiento y experiencia tanto a nivel psicológico como fisiológico del cuerpo humano. Es decir, la participación de neurocientíficos, gastrofísicos, psicólogos y dentistas, entre otros, serán clave en este proceso.

Principalmente porque de acuerdo con lo que ya hemos estado comentando, la experiencia sensorial es primordialmente mental.

1. 2. APETITO- HAMBRE: diferenciación

Después de hablar tanto de comer, ¿tienes apetito? ¿Te ha entrado hambre? ¿Sabrías identificar estas dos sensaciones cuando aparecen en tu cuerpo?

Ante todo, decirte, que, si después de estar hablando tanto de comer te han visitado una de las dos. Eso es otra señal inequívoca que demuestra que nuestra mente nos condiciona y nos predispone a su conveniencia, según el sistema de creencias que tengamos instaurado en nuestro subconsciente.

Hubiéramos podido estar indagando sobre cualquier otro tema y el resultado habría sido el mismo; más interés o más apetencia.

Cuando mentalmente nos focalizamos en una dirección, vamos hacia ella y tomamos acción.[9]

Si indagamos en el término apetito, lo más habitual es que lo asociamos al hambre, debido a que generalmente se utilizan indistintamente, aunque científicamente son substancialmente diferentes.

En definitiva, lo que los diferencia es el motivo o la causa por la cual aparecen.

En el caso del hambre, se manifiesta como la principal muestra de supervivencia. Es una **respuesta primitiva a la falta de nutrientes** en nuestro organismo, en la que nuestro sistema digestivo emite señales al cerebro cuando detecta deficiencias.

9 Principio universal del mentalismo presente en la obra de mi querido mentor, Laín García Calvo, titulada *La Voz de Tu Alma.*

¿Te has sentido fatigado, tener calambres o sensación de vacío en el estómago cuando tienes hambre? ¿Son este tipo de signos los que emite nuestro cuerpo?

Los últimos estudios científicos relacionados con la fisiología del hambre relatan que esta sensación es fácilmente confundible con la de la sed, porque el cuerpo emite la misma señal cuando se deshidrata a partir de un 1%.[10]

¿No te parece alucinante? ¡Qué curioso! No lo hubiera dicho nunca.

Entonces, podría ser que sin saberlo ¿Será mejor beber en vez de comer cuando tenemos hambre? Por lo visto, seguramente sí.

Suerte que hoy en día disponemos de infinidad de alimentos en forma de bebida que cubren necesidades nutricionales, tanto específicas como globales. De esta forma, aún y no sabiendo reconocer qué necesita realmente nuestro cuerpo lo podemos mantener sin déficit.

Sin ir más lejos, en la naturaleza ya disponemos de alimentos completos por sí solos que pueden cubrir las necesidades de sed y de hambre al mismo tiempo. En esta categoría, el producto estrella reconocido científicamente[11] es la leche animal. Básicamente por tener todos los nutrientes

---

10 Verónica Judith Núñez-Hernández, Eder Arturo Vargas-Cerero, Javier Sánchez-Madrigal, Elba Jaramillo, Juan Martínez-Navarro, Arnulfo Nava. *Nociones sobre fisiología del apetito. Apetito y hambre.* www.medigraphic.org (enero-abril 2014/ Volumen 9, Número 1. p. 15-19)
11 Ángel Gil Hernández presidente FINUT, Gregorio Varela Moreiras, Presidente FEN. *La leche como vehículo de salud en la población. (2017)*

que necesita el cuerpo en la cantidad correcta y ser líquido. Lo que significa que desde un punto de vista nutricional, en caso de tolerancia normal, podríamos confiar nuestros requerimientos diarios de hidratación o hambre exclusivamente a esta sustancia.

Yo por mi parte, podría vivir a base de leche. ¡Me encanta! No me imagino una mañana o tarde sin mi tazón de leche… Es mi gran debilidad.

Además, tengo comprobadísimos sus efectos reguladores del hambre. Es mi principal solución al picoteo entre horas. ¡Pruébalo!

¡Lo que funciona no se cuestiona!

Solo en pensar en su palatabilidad y sabor, me apetece tomarme un vaso de leche, ahora. ¿A ti no?

Fíjate, en una sola frase, acabo de delatarte la principal característica del apetito: el deseo.

Recientemente se ha definido a nivel científico el **apetito** como: «el deseo psicológico de comer alimentos concretos».[12]

En definitiva, vemos intervenir una vez más la mente y la emoción en la decisión de tomar una acción concreta, en este caso la de comer, para satisfacer unas necesidades psicológicas concretas.

De modo que, a diferencia del hambre, no hay señales fisiológicas asociadas.

---

12 Mónica Adriana Forero Bogotá, Maritza Gómez Leguizamón2. *Determinantes fisiológicos y ambientales de la regulación del control de la ingesta de alimentos.* Revista de la Asociación Colombiana de Nutrición Clínica. (Abril 2021).

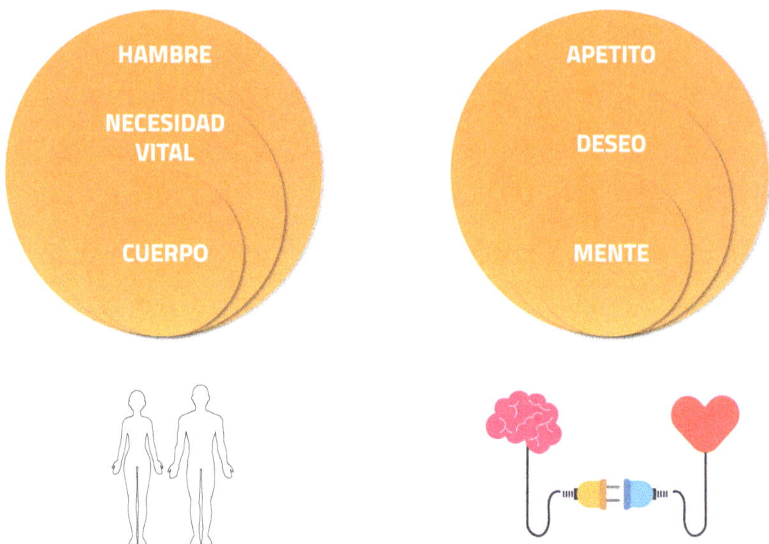

Figura 10. Diferencias entre el apetito y el hambre.

En ambos casos, el objetivo final del proceso es la **saciación.** Otro concepto que habitualmente se confunde con el de **saciedad.** La divergencia entre ambas es de asociación conceptual.

En pocas palabras, la **saciedad** hace referencia al período de tiempo que estamos sin sensación de **hambre**, mientras que la **saciación** se refiere al grado de **satisfacción** que se experimenta luego de la ingesta

Cómo conclusión vemos que el apetito es un factor que influye directamente en nuestra **conducta alimentaria,** debido a que el **deseo** de comer lo que nos apetece, en el momento que nos viene bien, no significa que el cuerpo lo necesite.

En consecuencia, alterar el ciclo hormonal natural **hambre- saciedad** de forma negativa, provocando un **exceso en la ingesta** o el típico comportamiento de «**comer por**

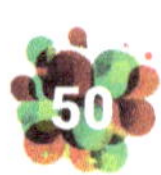

comer»[13]. Y dando como resultado final los trastornos de dependencia emocional por la comida y/o de peso.

El **hambre,** en cambio, al ser un indicador de déficit nutricional, cuando se activa, conecta de forma natural con el ciclo hambre-saciedad. Satisfacer esta necesidad es vital, porque se desactiva cuando queda cubierta mediante la sensación de **saciación,** la cuál marca el final de la ingesta.

De esta forma, si comemos solo cuando nuestro cuerpo nos lo pide preservamos su correcto funcionamiento.

Llegado a este punto, antes de continuar, te propongo un ejercicio muy efectivo, el cual consta de responder a las siguientes preguntas:

1. **¿Qué significa para ti comer?**

2. **¿Cuáles son los motivos que te inducen a ello?**

Me encantará que compartas tu reflexión en las siguientes líneas y que, si te apetece, me la envíes por correo a saborealacomida@gmail.com.

. . . .

. . . .

. . . .

. . . .

. . . .

. . . .

. . . .

---

13 Tipo de conducta alimentaria vehiculizada por la mente y/o por la emoción.

Recuerda que mi misión es guiarte en tu proceso de transformación.

Tus respuestas te permitirán tomar conciencia acerca de cómo percibes la comida y de cómo te relacionas con ella hasta este preciso momento.

Los beneficios de tu implicación activa al realizarlo son bidireccionales. En especial, es de gran aprovechamiento para ti, porque es el punto de partida para medir tu evolución en este proceso de transformación.

Es muy importante conocer tu visión actual y así lograr al final del proceso, valorar tu propia evolución.

En segundo lugar, también hay una ganancia de valor incalculable para mí; **tu perspectiva actual**, la cuál me permitirá profundizar más en cómo ayudarte en tu desarrollo personal.

Te agradezco de todo corazón tu aportación. ¡Gracias, gracias, gracias!

Como todo en esta vida es un intercambio, ahora me toca contarte mi percepción sobre este asunto.

En una sola palabra, **placer.** Aunque tengo que decirte que no siempre fue así. Tal como te introduje al principio, durante toda mi infancia asocié el **comer** a obligación, rutina y monotonía, como consecuencia del patrón de conducta que adquirí de mi familia. Recuerdo que la cesta de la compra siempre contenía los mismos alimentos.

Para que te hagas una idea, en casa, podías abrir los armarios de la cocina con los ojos cerrados y acertar con lo que buscabas a la primera. El factor sorpresa no existía.

La libertad de escoger lo que te apetecía tampoco. Todo estaba programado.

En aquella época eché enormemente en falta tener libre albedrío para escoger y descubrir por mí misma nuevos alimentos.

Me di cuenta de ello durante mis estudios en la universidad cuando empecé a indagar en el maravilloso mundo de la bromatología, la tecnología culinaria y el análisis sensorial.

Fue una etapa muy reveladora, en la que aprendí a relacionarme de forma distinta con la comida e identifiqué mi camino profesional. Tenía absoluta claridad de que quería dedicarme al extraordinario universo de la innovación y del desarrollo alimentario, el cuál incluía una parte alucinante, ¡el análisis sensorial!

Desarrollar y catar mis invenciones era mi principal **motivación.**

Aunque con los años, he descubierto que lo que realmente me inspira es satisfacer a mis clientes con mis creaciones.

Elegí este campo porque mi alma me lo pidió. Básicamente necesitaba urgentemente renovar mi paradigma alimentario y así fue. Tanto mis motivos como mi significado relacionado con el acto de comer dieron un giro de 360º, pasando de la indiferencia al entusiasmo absoluto.

Cada día en el laboratorio de tecnología culinaria era una aventura llena de sorpresas y sensaciones a flor de piel.

Recuerdo la primera vez que cociné con la que era en aquel tiempo una técnica muy innovadora; la cocción al vacío. Nunca en mi vida había visto algo similar. Solo tenías que elegir los ingredientes de tu receta, meterlos en una bolsa termo resistente e introducirla en un baño María durante varias horas.

¡El resultado siempre era espectacular!

Me impactó de sobremanera que una técnica tan sencilla, diera unos resultados tan sofisticados, fuese lo que fuese, lo que se estaba cocinando.

Cocer todos los ingredientes juntos a baja temperatura durante horas daba un perfil sensorial al plato balanceado a todos los niveles.

La **textura, gusto y aroma** siempre en perfecta armonía dándole el **sabor** ideal.

Fíjate ¡Querido lector! En una sola frase acabamos de introducir **tres elementos clave**, pero muy confusos dentro del ámbito sensorial:

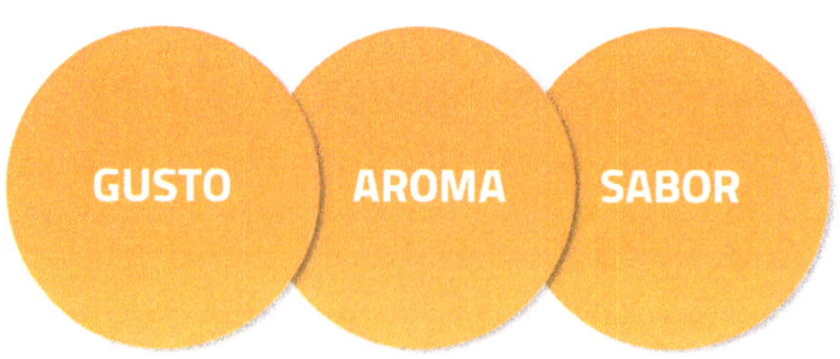

Figura 11. Elementos clave a diferenciar.

Aunque hablaremos de ellos largo y tendido en los siguientes capítulos, ahora que los he mencionado, me parece conveniente darles la bienvenida brevemente.

1. 3. GUSTO, AROMA Y SABOR: diferencias

Empezando por el resultado, el **sabor** es la combinación del **gusto, aroma** y **textura** que tiene un alimento o preparación culinaria. Dicho de otro modo, es cómo nosotros conocemos el producto de forma global.

Nunca debemos confundir este concepto con el **gusto** o con el **aroma**, puesto que éstos son integrantes del **sabor.**

GUSTO ≠ AROMA ≠ SABOR

Del mismo modo, los debemos diferenciar, porque, aunque los dos se detecten en la cavidad bucal, no lo hacen en la misma zona, ni por el mismo sentido.

El gusto se percibe en la boca, activándose mediante el **contacto del alimento con la lengua**, mientras que el aroma se percibe en la **garganta** gracias al **olfato,** al inicio de la experiencia.

Técnicamente, si la percepción que tenemos al comer un alimento no se puede clasificar o describir exclusivamente como ácido, dulce, amargo, salado o umami, no se puede establecer de que se trata del gusto, porque significa que están interviniendo otros factores, como el aroma o la textura. Entonces estamos hablando de sabor.

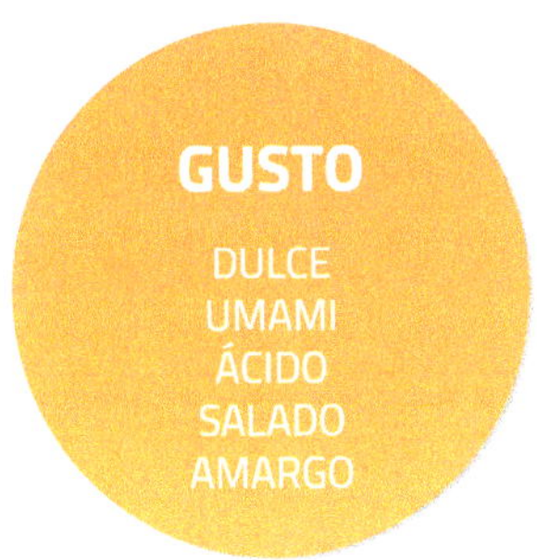

Figura 12. Gustos básicos

Actualmente, a nivel de consumidor todavía hay poca difusión de esta información, ya que permanece dentro del mundo científico y gastronómico.

Un reflejo de esta realidad se demuestra fuera de dicho ámbito, donde en gran cantidad de ocasiones se tratan indistintamente las palabras **aroma** y **gusto** o se intercambian.

Esta poca diferenciación es resultante, por una parte, de lo que he comentado previamente, que se detectan simultáneamente en el mismo lugar; la **cavidad bucal,** pero se perciben a través de diferentes sentidos y no persisten el mismo tiempo. De forma que **el aroma desaparece antes que el gusto.**

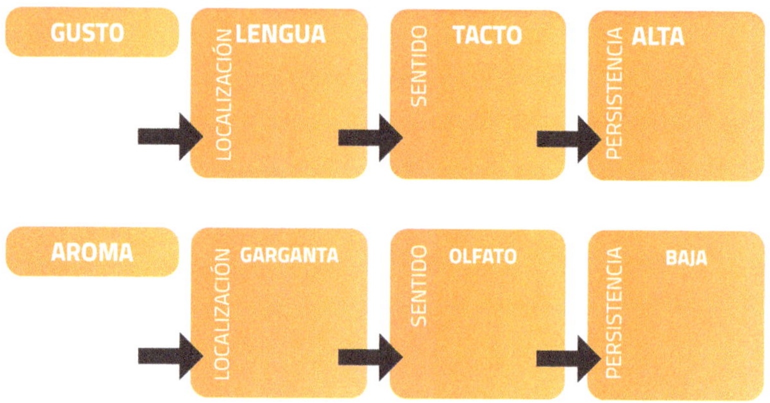

Figura 13. Aspectos distintivos entre los conceptos gusto y aroma.

A nivel legislativo[14], desde 2008 también vemos esta dualidad: «Los aromas se utilizan para mejorar o modificar el olor o el sabor de los alimentos, en beneficio del consumidor».

14 Reglamento 1334/2008, del Parlamento Europeo y del Consejo, de 16 de diciembre de 2008, sobre los aromas y determinados ingredientes alimentarios con propiedades aromatizantes utilizados en los alimentos y por el que se modifican el Reglamento (CEE) nº 1601/91 del Consejo, los Reglamentos (CE) nº 2232/96 y (CE) nº 110/2008 y la Directiva 2000/13/CE, fue adoptado en 2008 y entró en vigor el 20 de enero de 2009. P. 34 (7).

Además, queda especificado de forma explícita que la presencia de aromas no debe inducir al consumidor a ninguna confusión sobre la composición del producto:

«La utilización de aromas no debe inducir a error a los consumidores y su presencia en los alimentos debe indicarse siempre mediante un etiquetado adecuado. Los aromas, no obstante, no deben utilizarse de modo que puedan inducir a error al consumidor sobre aspectos relacionados con, entre otras cosas, la naturaleza del producto, su grado de frescura, la calidad de los ingredientes utilizados, el carácter natural del producto o del proceso de producción o la calidad nutricional del producto».

Antes de entrar en vigor esta normativa, en la industria alimentaria era habitual detectar los productos que solo contenían aromas y que, a nivel publicitario se promocionaban engañosamente, de tal forma que parecía que contenía el ingrediente real, el cual le daba el sabor principal natural.

Hace unos años, recuerdo realizar estudios de mercado, denominados técnicamente «benchmarking», de ciertos tipos de producto y, detectar información confusa en la que no se alineaba la declaración de ingredientes con la descripción, ni con el perfil sensorial.

Concretamente en el 2007, hice un «benchmarking» de quesos fundidos en el que me di cuenta de que ciertas marcas incluían de todo en su formulación, menos el queso, el perfil sensorial solo era aromático y textural, pero no tenía sabor. A la hora de abrir el envase, solo se podía percibir un olor a lácteo, una mezcla entre fresco y fermentado, pero una vez te lo ponías en la boca, notabas que se fundía, detectando un ligero gusto salado.

Este tipo de proyectos fue muy revelador para mí, me quité la venda de los ojos y descubrí una parte de la industria alimentaria, que me pareció poco transparente.

Y luego de culminar la universidad, cuando me focalicé en innovación alimentaria vi infinidad de casos similares. Este fue uno de mis grandes motores a nivel interior que me empujaron a querer mejorar los productos alimentarios existentes en el mercado.

Mi propósito siempre ha sido y continúa siendo el de crear un mundo repleto de productos de calidad para los consumidores, focalizados en mejorar algún aspecto de su vida; ya sea su estado de ánimo, salud o su experiencia con la comida.

Personalmente, lo que realmente me mueve es ver la satisfacción organoléptica de mis clientes a través de mis desarrollos. Marcar la diferencia a nivel sensorial.

Antes te preguntaba cuáles eran los motivos que te inducen a comer, por lo que, llegado a este punto, te contaré los míos.

En definitiva, la curiosidad y experimentación son los dos factores que me mueven a ello, de forma que, dependiendo de la emoción que genera en mí a primera vista un alimento, tengo más o menos ganas de catarlo. Es decir, en función de lo que percibo de los alimentos, gracias a sus atributos (forma, olor, color...) se despierta mi interés por ellos o no.

A lo largo de los años me he dado cuenta de que el **factor sorpresa** tiene un gran impacto en mi vida. Es el principal punto clave activador de mi llamada a la decisión y acción.

Como consumidora, me fascina probar a ciegas, solo viendo el producto, sin tener referencias previas de lo que contiene.

El objetivo final en última instancia es poder discernir sin influencias si me gusta o no, después de haber conectado con la frecuencia, que me permite percibir de forma global las cualidades organolépticas del alimento, mediante mis cinco sentidos.

En consecuencia, como creadora de productos me encanta que el consumidor encuentre en mis desarrollos, lo mismo que yo deseo encontrar en cualquier producto comercializado: emoción.

Como personas, cada uno de nosotros tenemos un sello propio. El mío es el de transmitir sensaciones que traspasen barreras mentales y que calen en el interior de las personas, en forma de **sentimientos** y dejando una huella... **Recuerdos** extraordinarios... En definitiva, que marquen la diferencia.

Creo firmemente en que maravillar a las personas es la mayor muestra de amor, confianza y consideración.

1. 3. 1. Introducción práctica a la diferenciación entre gusto y aroma:

Para cerrar al 100% el círculo de aprendizaje de este punto, quiero compartir una de las técnicas que me sirvió para no volver a confundir jamás el **gusto** y el **aroma** de los alimentos. La utilizo siempre a nivel profesional en catas comparativas discriminativas o de preferencia de nuevos desarrollos.

Ya verás, si la aplicas nunca más tendrás dudas de lo que estás percibiendo cuando vas a comer algo.

Es importante ejercitarla, hasta tener un dominio que nos garantice el éxito en esta enseñanza. Recuerda que, para **incorporar** conocimientos nuevos de forma efectiva, aparte de estudiar la teoría, se requiere practicar la habilidad. Aunque esta última solo suponga el 10% del proceso, ¡es imprescindible!

Así que te animo a practicar hasta la saciedad esta técnica que en su día supuso una auténtica revelación para mí y que siempre me funciona.

PRACTICA, PRACTICA Y ¡PRACTICA!

¿Estás preparado/a?

¡Estoy súper ilusionada por empezar! ¡Vamos allá!

Primero de todo, quiero resaltar que he seleccionado esta metodología y no otra, porque sé por experiencia que funciona, puesto que mi único objetivo, en este viaje es que obtengas resultados reales.

En segundo lugar, quiero destacar que la aplicaremos con gominolas, pero lo podemos hacer con cualquier otro producto.

He seleccionado este producto por dos motivos:

1. Considero que son un buen ejemplo, porque reúnen los dos atributos que queremos distinguir por **separado** (sabor frente aroma). Es decir, tenemos gominolas de sabores distintos sin mezclar (naranja, fresa, limón…).

2. Es el mismo tipo producto con el cual incorporé esta técnica. Por ello, sé que practicarla con ellas conduce a resultados reales exitosos.

Una vez clarificado todo esto, por favor, reúne varias gominolas de igual forma, pero de distintos colores.

Es importantísimo que todas sean de la misma forma, ya que en este tipo de productos este atributo suele estar muy relacionado con su gusto.

Una vez esto claro, prepara tu espacio. Vete a un lugar tranquilo sin ruidos ni distracciones.

Es fundamental que hasta que no tengas esta habilidad de distinción estés a solas, y así poder indagar totalmente en tus capacidades actuales, para saber qué es lo que debes mejorar.

Si sigues mi consejo, tu evolución será considerablemente más eficiente. Verás como el potencial de tus cinco sentidos aumenta considerablemente en poco tiempo.

¿Te has percatado alguna vez en cómo están diseñadas las salas dónde se realizan las catas sensoriales?

Si has entrado alguna vez en una, tienen la peculiaridad de ser espacios muy minimalistas, donde cada elemento presente es funcional.

A nivel estético, generalmente tienen las paredes de color blanco y a nivel de distribución, están divididos en cabinas individuales, aisladas y equipadas con:

- Un ordenador para registrar los resultados del catador.

- Tres focos de luz, cada uno de un color binario distinto para neutralizar la luz ambiental.

- Las muestras numeradas del producto a probar.

- Unos cascos auriculares para aislar al catador del ruido exterior, en caso de que la cabina no esté totalmente insonorizada.

En definitiva, son lugares expresamente pensados para que el catador se focalice exclusivamente en lo que está probando y pueda desplegar al 100% sus habilidades sensoriales.

Por consiguiente, para empezar a conocer tu paladar es indispensable que te centres únicamente en incrementar tu destreza en el ejercicio que te estoy proponiendo.

Por último, antes de cualquier ejercicio sensorial asegúrate de estar preparado a nivel bucal. Es decir, que te hayas abstenido de beber e ingerir cualquier tipo de alimento que no sea agua durante los 60 minutos previos.

La finalidad es que tu cavidad bucal esté completamente limpia y neutralizada (sin presencia de restos de sabores ajenos). ¿Entendido?

Por favor, antes de empezar, chequea todos los puntos de la siguiente lista para asegurar que todo está claro:

1. **Producto a probar**

Gominolas de igual forma y distinto color.

2. **Espacio**

Lugar tranquilo, sin ruidos, ni distracciones (compañía).

3. **Preparación cavidad bucal**

No comer ni beber nada (excepto agua) los 60 minutos previos.

Ahora sí, ha llegado el momento de descubrir lo que tienes que hacer. Sigue los siguientes pasos:

1. Cierra los ojos, coge una gominola al azar y tapate la nariz mientras la introduces en tu boca.

2. Mantén la nariz tapada, los ojos cerrados, mastica la gominola intencionadamente y fíjate en lo que notas mientras se va deshaciendo en tu lengua.

Dime ¿Qué crees que estás percibiendo en estos momentos?

¿Gusto o aroma? *(Haz un círculo en tu respuesta).*

Después de todo lo explicado hasta ahora y considerando que tu nariz está tapada, solo puede tratarse de… Efectivamente, del gusto. La razón recae en que el mecanismo de activación de la sensación del gusto es el contacto. En este caso entre la gominola y tu lengua.

Eso sí, dependiendo del color de la gominola que hayas seleccionado este variará. Normalmente en este tipo de producto suelen haber dos variantes de gusto; el ácido y el dulce. Pero existen algunas excepciones como las picantes, que podemos identificar normalmente por su forma, ya que simulan el alimento real. En este caso, la guindilla sería el ejemplo más común.

 Ahora bien, continuemos. Suponiendo que todavía te mantienes con la nariz tapada, por favor, no tardes ni un segundo más en **destapártela** y **respirar** profundamente.

Una vez liberada ¿Qué has notado cuando has realizado la primera inhalación de aire?

Dependiendo de la gominola, debes haber detectado un olor en concreto. ¿Sabes cuál es? o ¿Te cuesta de identificar sin haber abierto los ojos todavía?

En principio, al permanecer con los ojos cerrados, es más difícil de identificar los gustos y olores, ya que normalmente el color del producto nos informa de estos dos atributos.

Adelante ¡Abre los ojos!

Ahora viendo el color, seguramente se te será más sencillo detectar a qué huele la gominola que has escogido.

El concepto de **olor** que todos conocemos técnicamente corresponde al **aroma**, puesto que es el sentido del olfato el protagonista de la experiencia.

Una vez terminado el proceso, vuélvelo a practicar con el resto de las gominolas de distintos colores que te quedan en el bol.

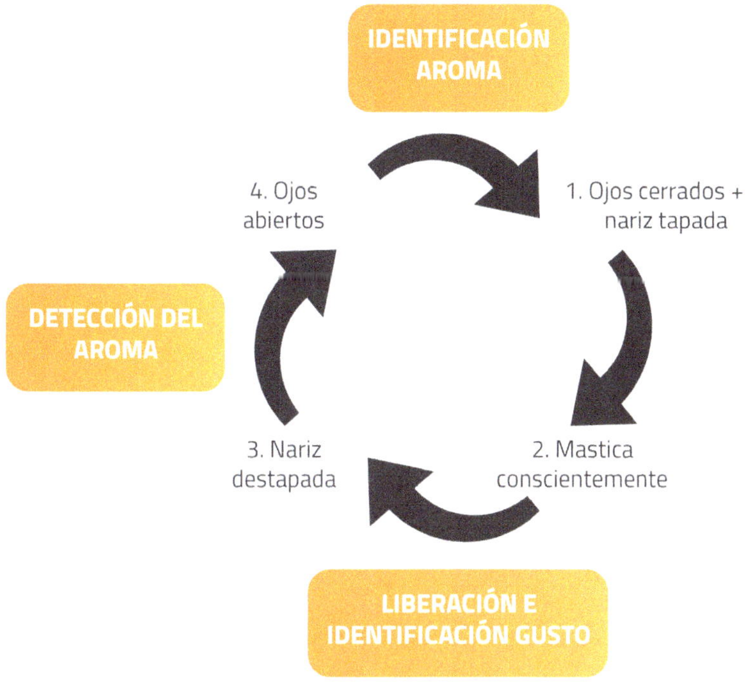

Figura 14. Proceso de distinción entre gusto y aroma.

¡Enhorabuena si has llegado al final del proceso! Tanto si has acertado como no, este es el primer paso hacia tu reactivación sensitiva; proceso durante el cual iremos subiendo juntos de nivel hasta llegar a la meta; la máxima expresión de tus cinco sentidos.

Durante el viaje, simultáneamente, iremos superando los pequeños retos que se nos irán presentando en cada etapa y así, continuar descubriendo este apasionante mundo repleto de sorpresas e incógnitas.

Realizando este ejercicio, te habrás dado cuenta de que aparte de detectar el **aroma** y el **gusto**, también has estado percibiendo algo más; el último componente clave del **sabor:** la **textura.**

Yo, realmente, antes de sumergirme en todo este universo, no me había percatado de estas diferencias. Me refería siempre al término sabor o aroma dependiendo de la situación, pero nunca del gusto.

Llegado el final de este punto, para terminar de fijar este aprendizaje, escribe a tu manera la experiencia vivida en las siguientes líneas:

1. 4. TEXTURA: último integrante de la ecuación del SABOR

La **textura** es un atributo sensorial que a lo largo de la historia ha sido muy difícil de definir, porque es el resultado de la percepción de varios estímulos de distinta naturaleza y su detección no es instantánea. Es un **proceso dinámico** que consta de varias fases continuas en las cuáles participan los **cinco sentidos** y el **cerebro**.

Al inicio de la experiencia sensorial, cada uno de tus sentidos desempeña una función concreta que después es interpretada por el cerebro, conjuntamente con las otras funciones que han desempeñado el resto de los sentidos. Y dando un resultado final global a través del cual catalogamos la experiencia: de forma positiva o negativa.

En base a este principio, las principales funciones de cada sentido son:

1. **Vista:** percepción de la superficie del producto.

2. **Tacto y oído:** comportamiento del alimento frente a su manipulación previa a la ingesta.

3. **Olfato y gusto:** sensaciones experimentadas mientras te lo pones en la boca, lo estás masticando y deglutiendo.

Debido a la importancia de la **textura** como característica sensorial, a partir de la década de los 60, fue incluida como atributo de calidad de los alimentos y descrita por la Norma Española (UNE 87001, 1994), como:

«Conjunto de propiedades reológicas y de estructura (geométricas y de superficie) de un producto perceptibles por los mecano-receptores, los receptores táctiles y en ciertos casos, por los visuales y los auditivos».

En pocas palabras, la textura es un factor que juega un papel muy importante en nuestra experiencia sensorial, debido a que tiene el poder de magnificarla tanto para bien como para mal.

Imagínate abrir un paquete de patatas fritas que en teoría son crujientes y al masticarlas, notas que están reblandecidas. ¿Qué pensarías?

Yo desde luego dudaría del estado del producto. Básicamente porque, sentir lo crujiente en unas patatas fritas es considerado un factor de calidad:

1. **Frescura del producto:** que el producto está dentro de su período de vida útil. Es decir, que todavía no ha vencido o caducado.

2. **Calidad y trazabilidad:** que cada punto del proceso productivo se ha desarrollado de forma exitosa y de acuerdo con los estándares establecidos de calidad. Dicho de otra forma, que las patatas han sido fritas, envasadas, conservadas y transportadas en condiciones óptimas.

Además, la textura como integrante de la ecuación del sabor tiene una gran influencia. Sobre todo, en cuanto al grado de su percepción.

De modo que no es lo mismo ingerir un alimento sólido que un líquido. Fundamentalmente porque otro componente

esencial del **sabor**, el **gusto** se activa por contacto de las partículas del alimento con los receptores del gusto presentes en la lengua.

En el caso de los alimentos sólidos, al tener que ser masticados antes de su ingestión, provoca que estén durante más tiempo en contacto con la superficie de la lengua y se perciba más su sabor.

Asimismo, cuanto más tiempo destinamos a la masticación de un alimento, menos cantidad de comida ingerimos, debido a que mientras más acción mecánica ejercemos sobre ellos al desmenuzarlos, más activamos nuestros sensores motores y hormonales, que informan al cerebro de la entrada de nutrientes a nuestro organismo, dando cómo respuesta la sensación de saciedad.

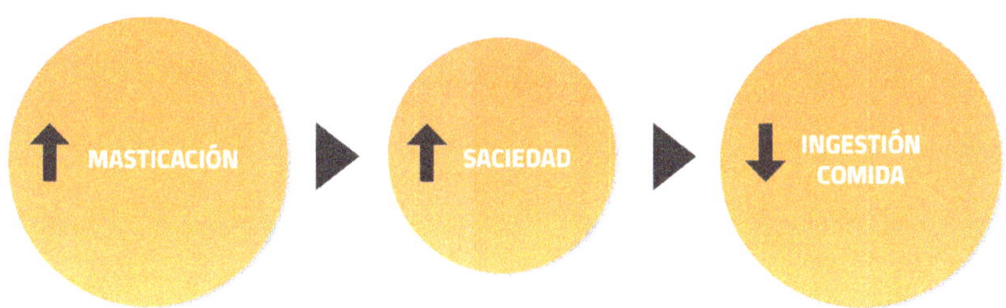

Figura 15. Efecto de la masticación sobre la saciedad e ingesta.

Numerosas investigaciones a lo largo de la historia demuestran que empezamos a sentirnos saciados a partir de los 20 minutos de empezar a comer y que es el punto clave que determina el fin de esta acción.

¿Te ha pasado alguna vez comer en tiempo récord (menos de 20 minutos) y sentir cómo si no hubieras comido nada, a pesar de haberte terminado todo el menú?

El motivo es claro, todo lo que ingerimos antes de este período de tiempo clave, el cerebro no lo procesa, ignorando la información. De modo que, orgánicamente, no se produce ninguna respuesta que active la sensación de saciedad.

Por lo que, aunque nos hayamos atiborrado no lo notamos, al menos inmediatamente, debido a que la sensación de plenitud aparece tras transcurridos los 20 minutos.

Con esto, como nutricionista, hago un reclamo a **la importancia de respetar en tiempo y forma la acción de comer** para preservar la salud e higiene alimentaria comunitaria.

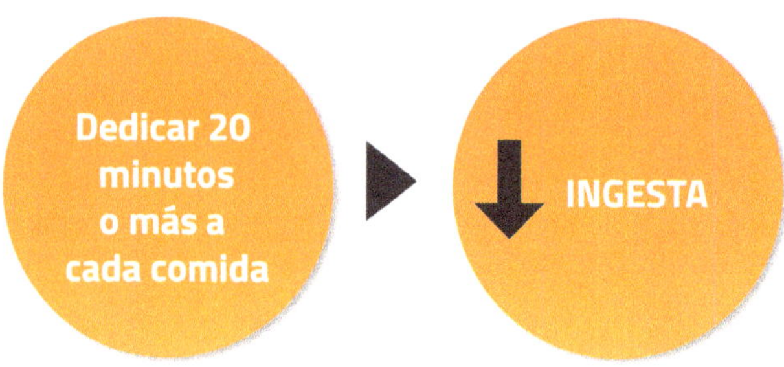

Figura 16. Efecto del tiempo sobre la ingesta.

A nivel científico, déjame mostrarte dos conclusiones importantes, resultantes de las múltiples investigaciones que se realizaron con ratones desde 1950, en las que se querían demostrar los efectos de la saciedad:

1. Las señales cognitivas sensoriales que recibimos del alimento, previas a su consumo y, la expectativa que nos creamos al respecto, también intervienen en nuestra respuesta de saciación y saciedad.

John Blundell, Peter Rogers y Andrew Hill (1987) fueron los pioneros en explicar estos dos hallazgos, a través de la creación de su modelo denominado *Cascada de la Saciedad,* el cual explica qué factores influyen en control central del apetito.

En el presente esquema, he simplificado de forma visual este proceso tan complejo. Caracterizado por la **interacción biológica y psicológica** de la persona, donde participan múltiples factores de carácter: social, psicológico, sensorial, metabólico y endocrino; y en el que el cerebro interviene en la fase previa a la ingestión de forma crucial, prejuzgando los alimentos que tiene delante, con el objetivo claro de preparar el sistema digestivo para su correcta función.

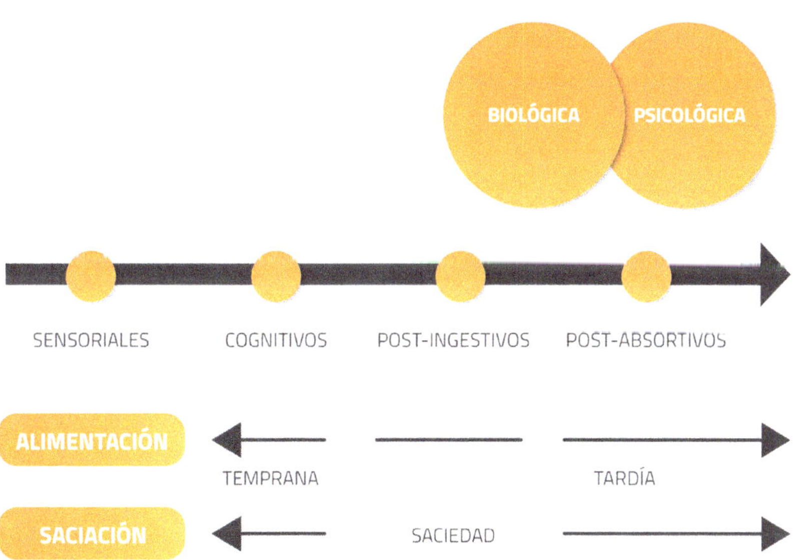

Figura 17. Casacada de la saciedad y saciación. John Blundell (1987).

2. **No todos los macronutrientes proporcionados por los alimentos generan el mismo efecto de saciación y saciedad en nuestro organismo.**

De manera que, a mismo valor energético, dependiendo de su composición nutricional, la sensación de plenitud (saciación) llega antes o después (obligándonos a dejar de comer) y determina el tiempo transcurrido entre comidas (saciedad).

Así lo descubrió la investigadora Susanne Holt en 1995 (Sydney), creadora del concepto **«índice de saciedad»,** el cual indica el **poder saciante de cada alimento.**

Hoy en día, en el ámbito de la dietética clínica esta herramienta se utiliza juntamente con el **«índice glucémico»** para regular la ingesta alimentaria de pacientes con diabetes y sobrepeso, principalmente.

A modo práctico, estos dos índices tienen la misma funcionalidad, aunque el parámetro de partida es distinto, siendo el **valor energético** (kcal/kJ) en el caso del **«índice de saciedad»** y el **contenido en azúcares** en el caso del **«índice glucémico».**

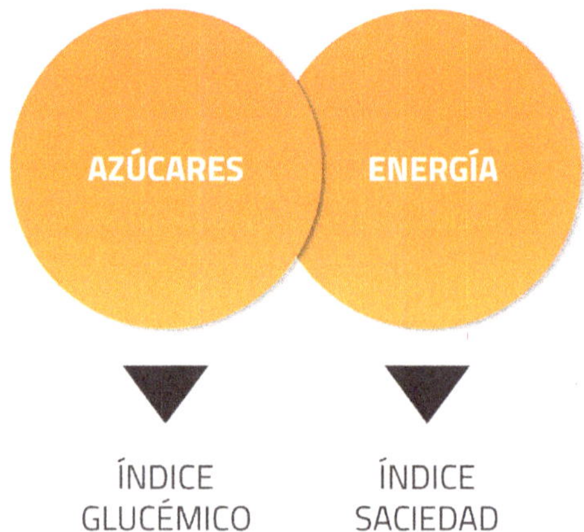

Figura 18. Orígenes del índice glucémico versus el de saciedad.

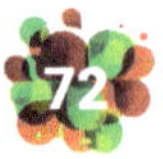

Otras investigaciones diseñadas en la misma dirección que las de *Susanne Holt* se han continuado desarrollando hasta el día de hoy, pero desde otro foco; los macronutrientes. De tal forma que hace pocos años se ha demostrado que las **proteínas,** son las que aportan un poder saciante más elevado.

¿Por qué? ¿Cuál es el factor principal que determina el índice de saciedad de un alimento?

Pues no es nada más que su grado de **digestibilidad**.

Es decir, cuanto más tiempo permanece en el estómago y más lento es su tránsito por el intestino, más perdura la sensación de saciedad. En otras palabras, cuanta más energía invierte el organismo en procesar un alimento, más saciante es, con lo cual, menos cantidad necesitaremos ingerir.

Pero, a nivel práctico, cuando observamos un alimento ¿Existe alguna manera previa a su consumo de identificar el grado de plenitud que nos aportará?

En principio, sí.

Múltiples estudios científicos avalan que el **tamaño** y el **volumen** del producto son dos indicadores clave previos al consumo que insinúan su poder saciante. Aunque pueden no ser los únicos.

Concretamente, en el caso de los productos envasados, el valor nutricional presente en el etiquetado provoca un efecto prejuicio de este derivado en nuestra mente inconsciente, ya que esta lo vincula directamente al grado de

saciación que nos aportará, estableciendo en la mayoría de los casos, la siguiente relación:

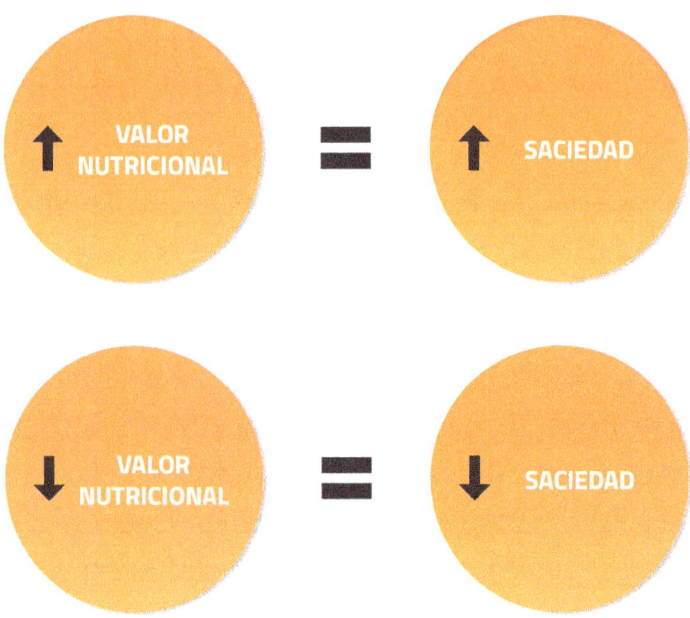

Figura 19. Relación del valor nutricional y el efecto de la saciedad.

Como bien sabemos desde hace años, esta relación en muy pocas ocasiones se cumple, ya que el valor calórico que nos aportan los macronutrientes es inversamente proporcional al efecto de saciedad que producen, siendo las **fibras** y las **proteínas** los que más nos sacian:

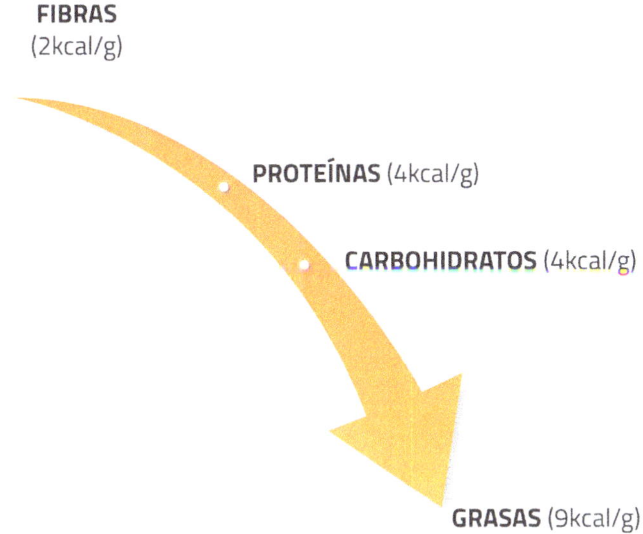

Figura 20. Macronutrientes: relación del efecto saciante con el valor energético (orden decreciente).

En consecuencia, a mismo valor energético total, un alimento rico en grasas y en hidratos de carbono, siempre será de porción más pequeña que uno rico en proteínas y fibras.

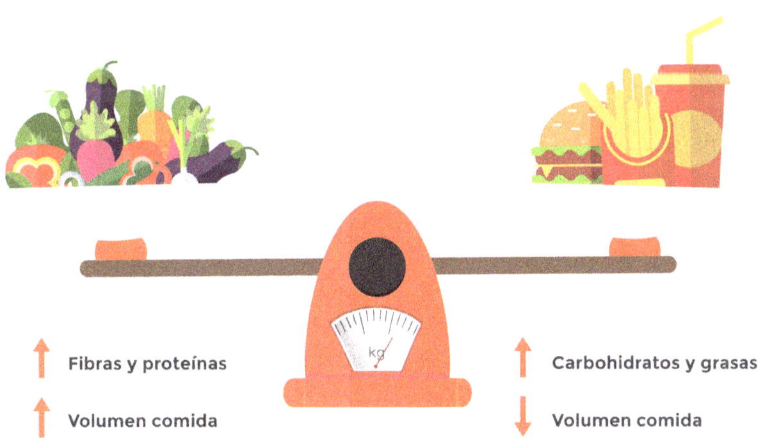

Figura 21. Impacto visual de la porción en función de los nutrientes.

Fundamentalmente, porque las grasas tienen un valor energético por gramo mayor que el resto de los macronutrientes.

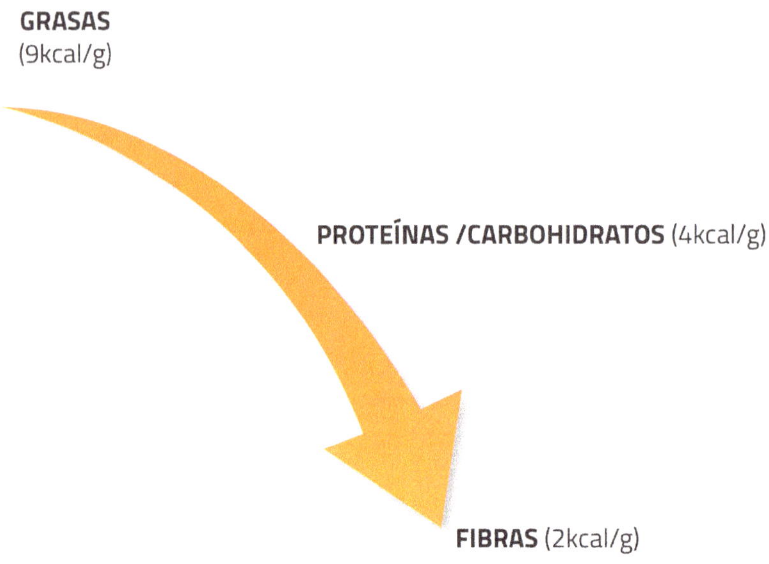

Figura 22. Macronutrientes: relación del valor energético con el efecto saciante (orden decreciente)

Retomando y concluyendo el asunto de la digestibilidad, aunque todos los factores influyentes que hemos venido explicando, hacen referencia al **momento previo al consumo**, también debemos considerar los que intervienen **durante la ingesta**: la **textura** y el tipo de **cocción.**

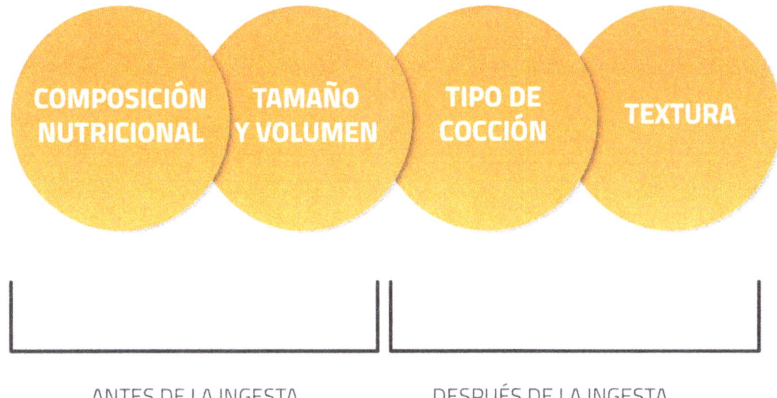

Figura 23. Factores que intervienen en la digestibilidad antes y después de la ingesta.

Si nos centramos en la **cocción**, tiene la particularidad de actuar sobre la **textura**. Es decir, cambia en función de qué técnica culinaria se haya aplicado en la receta.

Estos dos aspectos que detectamos cuando comemos, tienen la capacidad de modificar la velocidad del procesado de los alimentos, durante su paso por el sistema digestivo.

Ahora bien, después de todo lo aprendido, si relacionamos todos estos factores que afectan la digestibilidad con la composición de los alimentos, teniendo en cuenta de que las grasas y los azúcares son los que nos aportan placer durante el momento de consumo, ¿qué ventajas nos aportan las proteínas y fibras?

Como puedes ver en la siguiente representación, el beneficio principal de consumir **proteínas** y **fibras** se refleja a medio y largo plazo, porque mantienen a la persona sin sensación de hambre a un bajo aporte energético durante más tiempo.

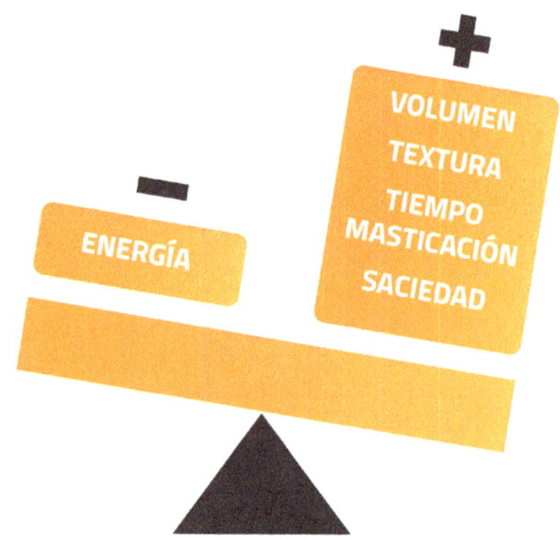

Figura 24. Beneficios de las proteínas y fibras

En la actualidad, este es el principal motivo, más allá de la industria nutracéutica y en respuesta a las normativas establecidas de obligado cumplimiento por las instituciones de salud a nivel mundial, por el cual la industria alimentaria se ha focalizado en mejorar el perfil nutricional de los productos jugando con el binomio **textura- digestibilidad** en los ingredientes.

Concretamente en los últimos años, las normativas instauradas se han centrado en reducir el consumo de **azúcares** y **grasas saturadas** para la prevención global de enfermedades derivadas del consumo excesivo de alimentos procesados, ricos en estos nutrientes y los hábitos alimentarios poco saludables de los individuos.

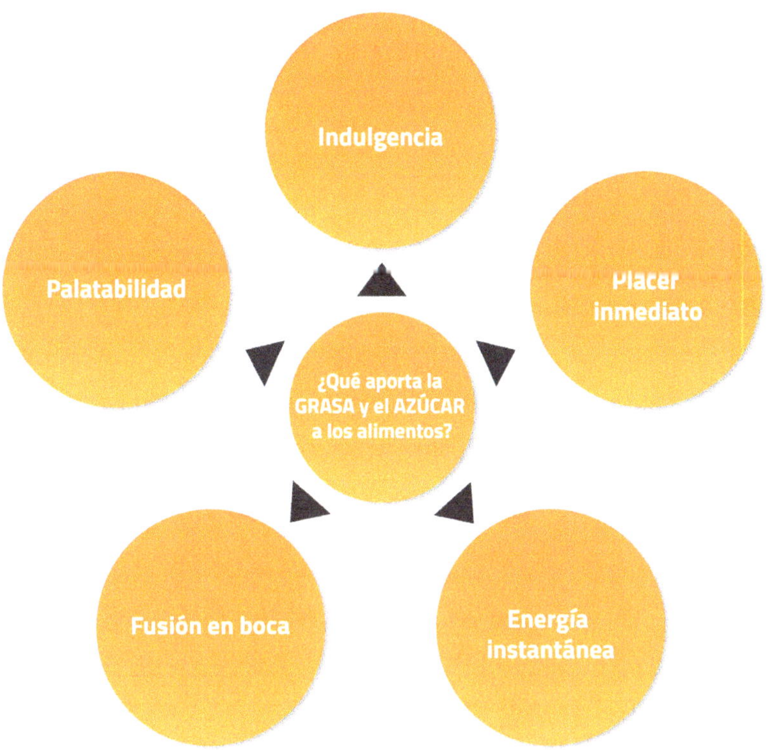

Figura 25. Beneficios de la grasa y el azúcar en los alimentos.

Analizando esta situación, bajo mi punto de vista, la estrategia global está focalizada en que todos los alimentos procesados en el mercado cumplan unos estándares nutricionales concretos, para que de forma silenciosa y gradual la población consuma productos más equilibrados.

Básicamente, el principal motivo reside en que, si no existen productos clasificados como «no saludables», ¿quién podrá consumirlos? ¡Nadie!

A nivel de diseño de versiones nutricionalmente mejoradas, en mi propia experiencia a lo largo de mi carrera, he comprobado recurrentemente que el factor más complejo a mantener, siempre es el mismo; las características organolépticas globales de la versión original. Lo cual convierte el proceso en un enorme reto, puesto que al mínimo cambio es muy fácil desequilibrar el sistema.

En este tipo de adaptaciones, normalmente, la textura es el principal atributo que se ve afectado, debido a que los ingredientes a sustituir o disminuir (grasas y azúcares) son los únicos que aportan propiedades de **fusión en boca** y **palatabilidad** al producto durante su consumo. Las principales cualidades sensoriales que nos inducen psicológicamente a continuar comiendo.

Por esta razón, a la hora de crear cualquier tipo de producto Alimentario, considero imprescindible aportar un mínimo de contenido en grasas y azúcares en la fórmula. Para así, cubrir la necesidad básica de **indulgencia**, que como consumidores todos tenemos.

Para mí, el secreto reside en **seleccionar conscientemente** ingredientes que provengan de fuentes de máxima calidad.

Entonces, si reducimos o reemplazamos parte de estos ingredientes *«mal vistos»* por la sociedad por otros *«mejor vistos»*, como son las proteínas, fibras o almidones, ¿el producto se mantiene igual? ¿Nos aporta la misma satisfacción sensorial?

Desde el punto de vista organoléptico, en mi opinión, no.

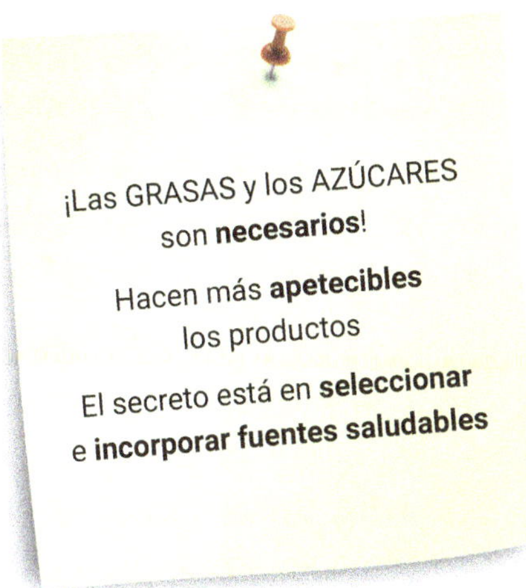

Figura 26. Importancia de las grasas y los azúcares en una receta.

Al introducir este tipo de ingredientes en un producto para reducir las grasas y los azúcares, lo que ocurre además de reducir el aporte calórico, es que los **atributos sensoriales** que nos aportan placer durante el momento de consumo se debilitan.

Este punto es extremadamente importante debido a que las propiedades coagulantes y gelificantes de estos ingredientes afectan a la textura del producto final. Transformándola, en la mayoría de las ocasiones, en más gomosa; textura que encapsula el sabor debilitando su liberación durante la masticación.

En contraposición, las texturas fundibles que nos aportan las grasas y los azúcares son el vehículo principal de emancipación del gusto y del aroma de un alimento, precisamente porque se deshacen en boca en más o menos grado dependiendo del tipo.

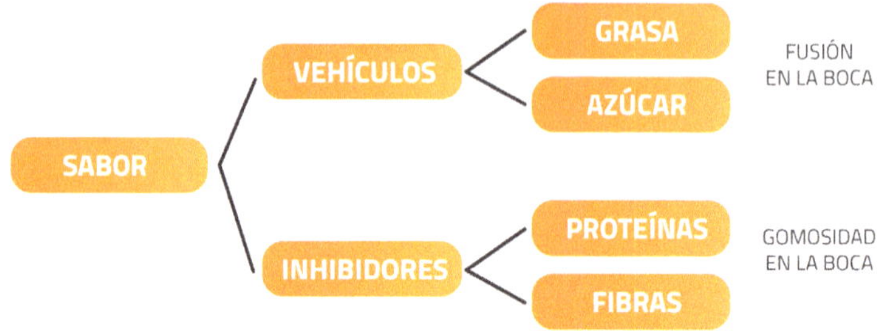

Figura 27. Vehículos e inhibidores del sabor.

De este modo, cuando se realizan este tipo de modificaciones, el resultado final suelen ser productos más densos, difíciles de masticar y deglutir, con un sabor pobre y que nos sacian durante más tiempo.

En resumen:

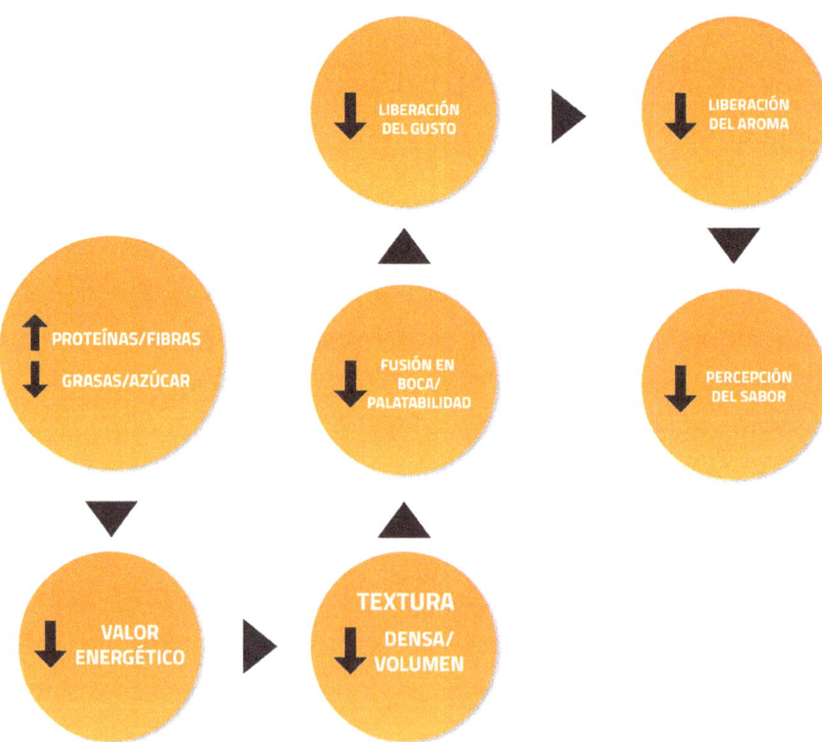

Figura 28. Efectos de los macronutrientes en la percepción del sabor.

A nivel industrial, una de las estrategias técnicas más utilizadas para compensar este déficit de sabor causado por su **transformación fisicoquímica** es la utilización de aromas u otros ingredientes que contribuyan a mejorar su **perfil organoléptico** global.

De ahí que, en ocasiones, las versiones nutricionalmente mejoradas se conviertan en productos **ultra procesados**,[15] cuando inicialmente aun no son necesariamente equilibrados; sí eran naturales.

A pesar de todas las desventajas a nivel organoléptico de las versiones modificadas, su incorporación en planes nutricionales bajos en calorías son de gran ayuda para prevenir la sensación de hambre temprana y alargar el período de ayuno entre comidas, evitando el picoteo entre horas. De forma que, contribuyen al mantenimiento del peso corporal a largo plazo.

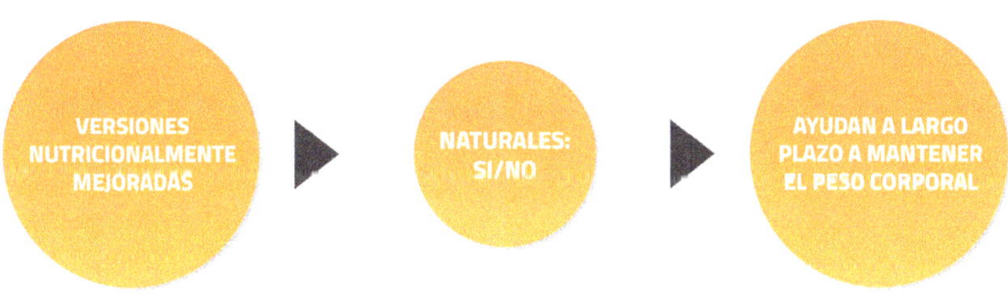

Figura 29. Beneficios de los productos mejorados nutricionalmente sobre el peso corporal.

Ahora sí, finalmente ha llegado el momento...

15 Según la clasificación NOVA que categoriza a los alimentos en función del procesamiento que han recibido, aquél que se elabora a partir de ingredientes procesados y no contiene ingredientes frescos o que puedan identificarse en su presentación final.

Sabiendo todo lo esencial sobre la **textura,** ya la podemos incorporar en la ecuación del **sabor** y concluir este punto:

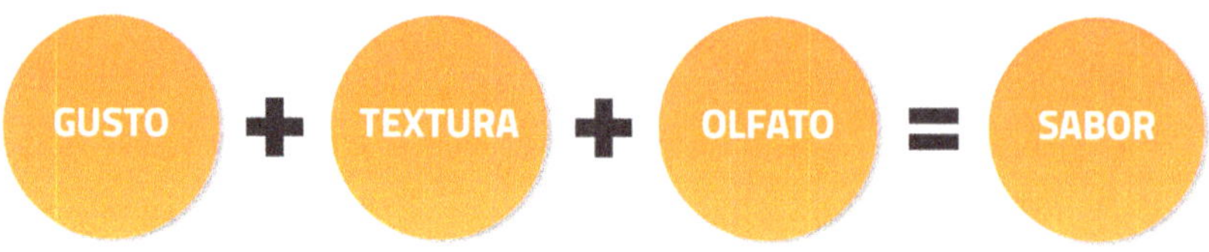

Figura 30. Componentes del sabor.

1. 5. SABOREAR: la clave para transformar tu forma de comer

Entonces, a manera de conclusión, si cuando comemos conscientemente lo que hacemos es detectar sabores, lo que estamos haciendo realmente es saborear.

SABOREAR es una acción CONSCIENTE en la que interviene la MENTE.

Históricamente esta palabra de origen latino se refería a «la acción de probar con la boca a través de la expresión *gusto/gustation*».

Desde mi punto de vista, aquí está el secreto para disfrutar verdaderamente de la ambrosía.

Aprender a apreciar los sabores es la clave que te abre las puertas para entender **qué** comes y **por qué** lo comes. De tal forma que **entrenar tu paladar se convierte en la herramienta fundamental para valorar los alimentos por lo que son.**

En definitiva, para mí, el objetivo de **saborear** no es más que el de ayudarte a vivir satisfactoriamente. De aquí viene mi razón principal para escoger el título de mi libro: *Saborea la Comida.*

⇒⇒ *Entrenar nuestro paladar nos abre las puertas a entender lo que comemos.*

Considero que aprender e incorporar la técnica es la clave para transformar tu relación con la comida. Es por ello que, mi principal objetivo es ayudarte a conseguirlo por medio del presente manual, pensado y diseñado exclusivamente para te acompañe a, lo que para mí significa, conquistar el universo sensorial:

Convertir cada bocado en una experiencia memorable

Desde la perspectiva científica, la neurogastronomía ha evidenciado que saber lo que comemos y tomar consciencia sobre ello mientras lo saboreamos, nos hace aumentar el grado de apreciación por la comida y nivel de exigencia como consumidores.

Básicamente, porque una vez que conoces y eres capaz de llevar tu experiencia sensorial al máximo nivel, cualquier bocado que no te aporte más o igual que el anterior deja de tener sentido.

En consecuencia, aprender a **saborear** es una estrategia ampliamente utilizada en el ámbito dietético clínico comunitario para erradicar la obesidad mediante la pérdida de peso y la mejora de la conducta alimentaria de la población.

Un ejemplo de ello es la conocida *Structure House*[16], centro residencial especializado situado en Estados Unidos fundado por el conocido doctor y profesor Gerard J. Musante[17], donde se aplica todo tipo de planes terapéuticos globales enfocados a restaurar de forma integral la

---

16 *https://www.structurehouse.com*
17 Doctor y profesor de la Universidad de Duke especializado en ciencias psiquiátricas y del comportamiento humano. Autor del libro: *The Structure House Weight Loss Plan: Achieve Your Ideal Weight Through a New Relationship with Food (2008).*

conducta alimentaria de sus pacientes mediante el aprendizaje sensorial.

Además de ser un método eficaz en la pérdida de peso, **saborear** la comida nos permite identificar cuando un plato tiene un perfil **balanceado** o no. ¿Cómo?

Sencillamente, cuando podemos reconocer, con un simple bocado, que el plato sabe bien es cuando sensorialmente existe un **equilibrio**. Aunque para detectarlo se requiere de cierto grado de entrenamiento.

Por el contrario, cuando un plato no está sensorialmente equilibrado, es porque alguno de los sabores presentes resalta por encima del resto.

Pero, ¿qué ocurre cuando estamos probando un alimento? ¿Nos damos cuenta de lo que pasa en nuestra boca y garganta?

Generalmente si lo hacemos de forma automática, sin prestar atención, **no.**

En dicho caso, las principales acciones que nos indican si lo que estamos comiendo nos gusta o no, pasan desapercibidas. Es decir, masticar, respirar y tragar quedan evadidas.

Cada una de estas acciones ocurre mientras estamos degustando y nos denotan lo siguiente:

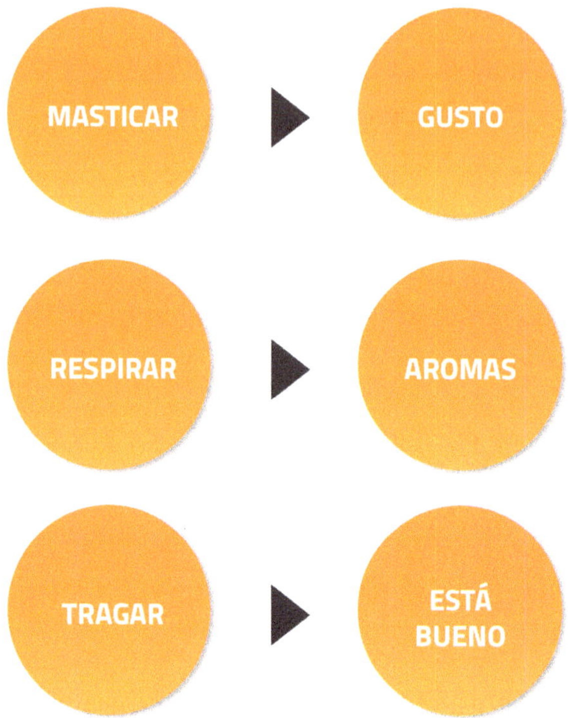

Figura 31. Significado de las acciones corporales.

Bajando el concepto a la tierra, ¿te ha pasado que en alguna ocasión cuando no te ha gustado lo que estabas comiendo te ha costado mucho de tragar?

Esto es debido a que la acción concreta de **tragar** es un mecanismo de defensa muy primitivo de nuestro sentido del gusto y que nos protege frente a las sustancias tóxicas.

Es decir, el sentido del gusto actúa al inicio de la experiencia sensorial como filtro natural distinguiendo lo que es seguro para nuestro cuerpo y lo que es perjudicial, por medio de la siguiente relación:

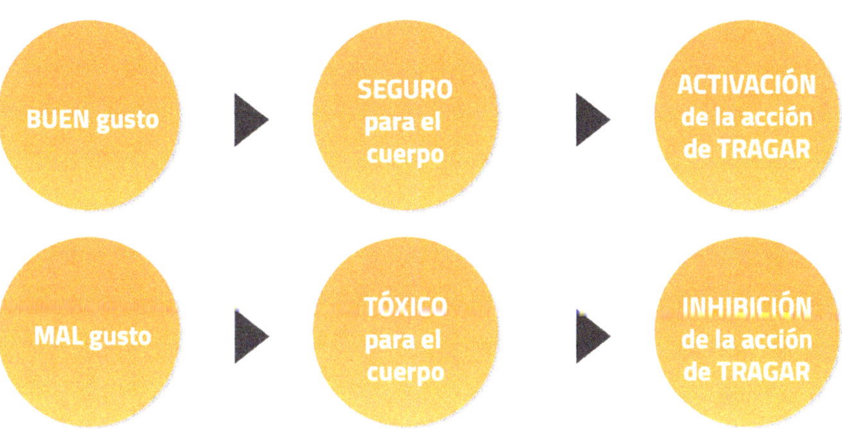

Figura 32. Significado y respuesta orgánica corporal del mal y buen gusto.

Esta regla universal siempre suele cumplirse con algunas excepciones. Las más comunes, aunque muy inusuales (gracias a las estrictas normas de seguridad alimentaria que se aplican en el sector), son aquellas relacionadas con el crecimiento microbiano en alimentos que no afectan a su perfil organoléptico.

A lo largo de la historia, uno de los ejemplos más conocidos ha sido el del *Clostridium Botulinum*, un microorganismo anaeróbico que se caracteriza por crecer en la tierra y restar latente en forma de espora, hasta encontrar las condiciones favorables para desarrollarse (ambiente sin oxígeno, poco ácido y bajas temperaturas).

Por ejemplo, en las conservas que no han sufrido un correcto proceso de esterilización.

En este tipo de alimentos se detecta fácilmente porque su crecimiento suele deformar los envases de metal, pero sin alterar su perfil organoléptico.

Por lo que, al ser detectado antes consumo del alimento, su riesgo letal por ingesta accidental se ve minimizado.

Asimismo, en otros sectores, como por ejemplo, el de la cosmética, la toxina botulínica es desde hace décadas uno de los principios activos más utilizados en tratamientos antiarrugas (de expresión) por sus brillantes resultados.

Otro ejemplo muy clarificador del concepto de detección del buen y mal gusto, son todas aquellas situaciones en las que identificamos un desequilibrio sensorial en aquello que estamos comiendo.

En definitiva, cuando uno de los perfiles gustativos resalta en exceso sobre los otros, anula tanto la expresión como la percepción del resto, dando como resultado un producto con mal gusto.

Esto me lleva a recordar todas aquellas ocasiones en las que he podido detectar la generosidad de algunos cocineros con la sal.

En mi caso, tengo el umbral de detección del gusto salado muy bajo y enseguida percibo los desequilibrios sensoriales relacionados con este gusto.

Siguiendo la explicación anterior, **todo producto que no sabe bien es reconocido como tóxico por el organismo,** en mayor o menor grado y dependiendo del ser vivo que lo esté ingiriendo.

En todo caso, el mal gusto nos advierte de ciertos peligros relacionados con el alimento.

El mal gusto es una señal de advertencia sobre los peligros que nos puede aportar un alimento.

En este punto, es importante destacar que cuando un alimento o preparación culinaria no sabe bien, puede ser de origen único o multifactorial.

Es decir, no siempre el mal gusto viene únicamente provocado por una sola causa, como podría ser que el alimento utilizado naturalmente tenga un perfil muy extremo en cierto atributo, sino que obedece a que durante su cultivo y procesado se generen perfiles organolépticos tóxicos no deseados, de forma no intencionada, y que provoquen rechazo como señal de riesgo por parte del consumidor.

A nivel de seguridad alimentaria existen tablas de referencia donde se especifica el índice de toxicidad[18] de las sustancias clasificadas como tóxicos presentes en los alimentos.

Asimismo, recientemente, múltiples investigaciones científicas han descubierto que la **toxicidad de los alimentos se detecta mediante el gusto amargo identificado en la amígdala cerebral.**

Una vez más, se demuestra que, la **experiencia sensorial no pertenece únicamente del sentido del gusto, sino que también depende de la actividad de nuestro cerebro y de los otros sentidos.**

De forma que, podemos dividir la experiencia sensorial en dos fases. La primera, dominada por el cerebro en un 50% por medio de la vista. La segunda, protagonizada por

---

18 Tipos de índices de toxicidad: Ingesta Diaria Admisible (IDA), Ingesta Diaria Tolerable (IDT), Límite Máximo de Residuos (LMR) o Nivel sin Efecto Adverso Observado (NOAEL)

el resto de los sentidos, suponiendo solo un 1% la intervención del sentido del gusto.

1. Escáner visual:

1. 1. A través de los ojos, el cerebro escanea el entorno haciendo un prejuicio de lo que tiene delante. Es decir, evalúa si el alimento tiene las características óptimas (color y apariencia) que espera la persona según sus preferencias.

1. 2. Está estimado que el **color** de los alimentos nos ayuda a predecir su gusto. Por ejemplo:

1. 2. 1. Rojo : dulce y ácido.

1. 2. 2. Verde y marrón : amargo, umami.

1. 2. 3. Amarillo y naranja : ácido.

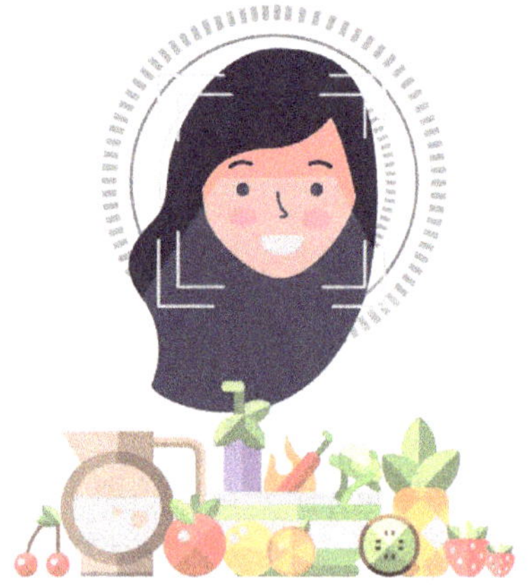

Figura 33. Escáner visual.

1. 3. ¿Cómo afecta el **aspecto visual** de un alimento a la hora de crear nuestra expectativa previa a su consumo?

A nivel neurocientífico, se ha comprobado como el cerebro hace una asociación entre el volumen del alimento y la sensación de saciedad.

Cuando observamos un alimento, automáticamente en función de su **volumen** o **tamaño,** lo prejuzgamos como más o menos saciante, relacionando los más grandes o voluminosos con un poder saciante mayor. Independientemente de los factores que influyen en el poder saciante, que explicamos anteriormente.

Es por ello, que en los últimos años en industria alimentaria el tamaño de las porciones se ha convertido en otro de los **focos principales,** tanto en la fase de creación como en la promoción del producto.

La **cantidad** por envase y el **formato** de venta son dos factores que determinarán el éxito o el fracaso del producto en el mercado, aunque no son los únicos.

El motivo principal es porque tiene que captar la atención del consumidor al que va destinado, yendo en consonancia con sus hábitos de vida y de consumo.

Pongamos un ejemplo. Hace cuestión de veinte años el formato más habitual de los paquetes de galletas que encontrabas en el supermercado era el familiar, mientras que actualmente es el envasado en porciones. ¿Cierto?

¿Por qué? Básicamente debido al cambio del lugar y el momento de consumo.

En el pasado, las comidas se realizaban prácticamente siempre en casa, siendo la excepción ir fuera, promovido por el propio ritmo de la sociedad.

Actualmente en cambio, lo excepcional es tener la ocasión de desayunar o merendar en casa. ¡Totalmente un lujo a mi modo de ver!

Además, según mi punto de vista y experiencia, el **consumo** de la mayoría de los productos se ha convertido en **atemporal**. Es decir, con opción a ser consumidos las 24 horas del día, durante **todo el año.**

Asimismo, acertar con la cantidad justa por porción, hoy en día, está muy bien valorado por los consumidores. Principalmente porque:

- Promueven la consciencia de las personas respecto a la alimentación saludable. Dicho de otra forma, **ayudan a la persona a comer de forma consciente,** debido a que la expresión del cálculo del valor nutricional en este tipo de formato está adaptada a la cantidad de la porción y se expone en cada envase individual.

- Son de gran ayuda frente al **desperdicio de alimentos.**

- **Facilitan la vida al consumidor** disminuyendo el tiempo destinado a la preparación de la comida.

  2. Análisis multisensorial:

2. 1. Cuando el producto pasa el primer filtro visual con éxito, el cerebro da el visto bueno y el sentido del gusto conjuntamente con los otros sentidos empiezan la aventura.

A nivel introductorio, **los cinco sentidos trabajan en equipo** ayudándose unos a otros para el beneficio global del sistema, manteniendo así su homeostasis.

Más adelante lo veremos en detalle, pero ahora, quédate solo con el siguiente dato, inmensamente revelador:

**El gusto es estrictamente funcional.
Supone solo un 10% de la percepción global
del alimento. El 90% restante depende totalmente
de la percepción del cerebro mediante
los cuatro sentidos restantes.**

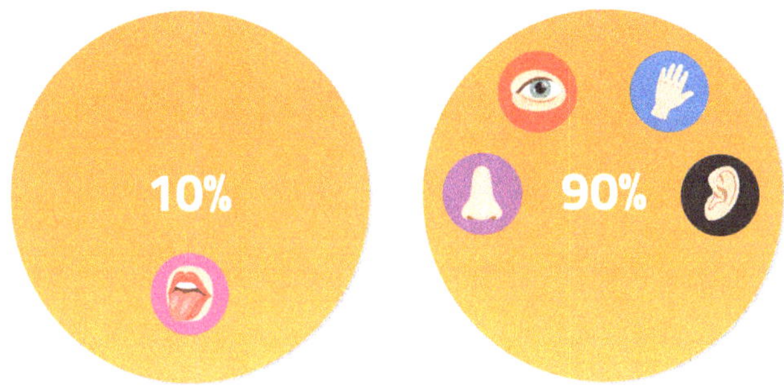

Figura 34. Porcentaje de participación de los cinco sentidos
en la experiencia multisensorial.

Según la **neurogastronomía**, el concepto **multisensorial** hace referencia a cómo nuestro cerebro interpreta todo aquello que es percibido por nuestros sentidos.

En la práctica, si te fijas, es así. Cuando experimentamos con la comida lo hacemos con los cinco sentidos. Por lo que, la experiencia se convierte en toda una aventura, donde participan simultáneamente de acuerdo con su naturaleza funcional. Es decir, de forma **física** o **química**.

Los sentidos denominados químicos son aquellos que se activan mediante el contacto físico de una sustancia química con un receptor. Este es el caso del **gusto** y el **olfato**, que son activados cuando la comida que masticamos libera sustancias en estado gaseoso (olores) o de determinada consistencia (gusto), las cuales entran en contacto con los receptores ubicados en toda la cavidad oral.

En contrapartida, el resto de los sentidos (vista, tacto y oído) son físicos. Es decir, se activan solo por contacto, sin la intervención de sustancias químicas.

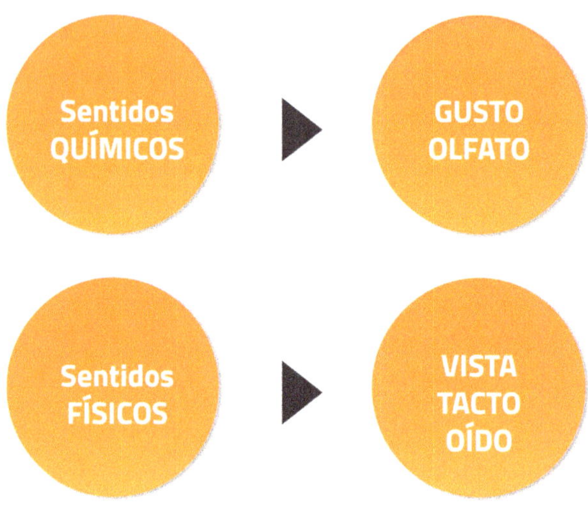

Figura 35. Clasificación de los cinco sentidos.

En **neurogastronomía** este fenómeno de interconexión entre los cinco sentidos es conocido como ***«modelo Crossmodal»***[19].

Y desde que se descubrió, la industria alimentaria lo utiliza como herramienta para reformular los productos a nivel nutricional, de forma eficiente y silenciosa. Es decir, elaborando un producto equivalente en atributos sensoriales

19 Modelo creado por Charles Spence, psicólogo experimental y profesor de la Universidad de Oxford, director del laboratorio Crossmodal y del comité de ciencias de los alimentos.

mejorado nutricionalmente, pero sin que el consumidor lo perciba.

En particular, en versiones reducidas en sal y azúcar de los snacks con textura crujiente (patatas chips, frutos secos…), la estrategia más utilizada es la de ajustar la dosis del ingrediente a la baja y aumentar el efecto sonoro que produce durante la masticación. En otras palabras, potenciar su textura crujiente.

En este ejemplo, el caso es que al crujir más el alimento cuando lo masticas, dejas de prestar atención al gusto salado o dulce que tiene y en global no percibes tanto una disminución de éstos. Por lo que la reducción del ingrediente queda camuflada por el ruido.

¡Ya verás compruébalo tú mismo/a!

Te animo a que compres dos bolsas de snacks del mismo tipo, una de ellas reducida en sal.

Prueba primero la versión estándar y después la reducida en sal. ¿Cuál cruje más? ¿Has notado gran diferencia en el sabor?

Lo puedes practicar con cualquier tipo de producto del cuál exista la versión original y la modificada, independientemente del gusto que se haya modificado.

El objetivo de este ejercicio, tan divertido, es experimentar el efecto neuronal antes mencionado, comprobando si percibes la misma intensidad de sabor cuando algún atributo sensorial del producto ha sido modificado.

Me encantará saber tu experiencia, por lo que te agradezco de todo corazón que la compartas conmigo, enviándome un correo a **saborealacomida@gmail.com**

Aplicando un poco de ciencia a lo que has notado, déjame explicarte que según la neurogastronomía y la gastrofísica, **a nivel neuronal, cuando uno de los sentidos se potencia,** en este caso el oído, **el resto quedan minimizados,** por lo que no se aprecian tanto.

Este fenómeno no solo ocurre con alimentos, sino que incluso tiene lugar a nivel ambiental. Dicho de otro modo, el sonido del entorno también influye en la percepción sensorial de lo que estamos comiendo.

Tal como hemos aprendido antes, **la percepción del gusto solo supone un 10% de la experiencia sensorial y se percibe después que el efecto visual, sonoro y táctil, y casi al mismo tiempo que el olfativo.**

Es por ello, por lo que, **en función del sonido ambiental** presente y de la intensidad de este durante el momento de consumo, **la percepción del sabor se puede ver alterada de forma positiva o negativa.**

Así lo demuestra el profesor *Charles Spence,* psicólogo experimental de la Universidad de Oxford, el cual dedicó diez años de su carrera a estudiar este fenómeno con la colaboración de prestigiosos restauradores.

En uno de sus experimentos junto al chef y pionero de la gastronomía multisensorial, *Heston Blumenthal* y propietario del restaurante *The Fat Duck* situado en Bray (Berkshire-Inglaterra), comprobaron cómo se veía alterado el sabor de

la ostra en aplicar distintas músicas de fondo. Siendo más agradable su sabor cuando se escuchaba un efecto sonoro marítimo y en su defecto, más desagradable, cuando se aplicaba un sonido ambiental que simulaba el ruido de los animales de granja.

¿A qué es sorprendente?

Pues este es solo un pequeño ejemplo de los múltiples estudios que hizo.

Después de su profunda investigación, llegó a ciertas conclusiones tan reveladoras como:

- Cuanto más intenso es el sonido ambiental, es decir, **cuando más ruido, menos capacidad tenemos para percibir el sabor,** debido a que nuestra habilidad de percepción se ve suprimida.

  Un claro ejemplo de ello es la comida de avión, la cual sobre condimentan para contrarrestar este efecto.

- Se puede realzar un gusto jugando con la música ambiental. Este concepto se conoce con el nombre de **sazón sónica** y se fundamenta en que **los tonos musicales pueden acentuar el picante, la dulzura o la amargura** de una receta.

  Por ejemplo, las notas de alta frecuencia potencian el sabor dulce, mientras que las de baja frecuencia intensifican el amargo.

  ¡Muy bien querido lector! Has llegado al final de tu **despegue**. Lo has hecho de forma supersónica, elevándote sobre el cosmos a una velocidad estratosférica.

¡Felicidades!

Todos los conceptos adquiridos en esta fase inicial de **despegue**, te han proporcionado la inercia necesaria para coger perspectiva, empezar a planear y volar a velocidad de crucero sobre el magnífico **cosmos sensorial.**

Lo que significa que ahora ya estás listo para adentrarte en la asombrosa galaxia del sentido del gusto.

Así que ¡Aprovecha el *momentum* y gira página!

Estoy súper entusiasmada de acompañarte en este maravilloso viaje interestelar lleno de aventuras electrizantes. ¡Nos quedan tantos planetas por descubrir!

¿Estás preparado/a?

Sujétate fuerte porque, en 3, 2, 1… ¡Empezamos!

Una cosa más, te doy mis más sinceras **gracias** por confiar en mí, dejándome ser tu mentora en este proceso tan esencial de transformación sensorial que has decidido empezar. Dice mucho de ti y del compromiso que tienes con vivir tu vida con **calidad.**

Porque ¡**Comer no es negociable**! Así que hazlo de la mejor manera que hay, **disfrutando** y **gozando** de las maravillas que se te presentan ante tus ojos bocado a bocado.

FASE 2:

SOBREVOLANDO EL SENTIDO DEL GUSTO

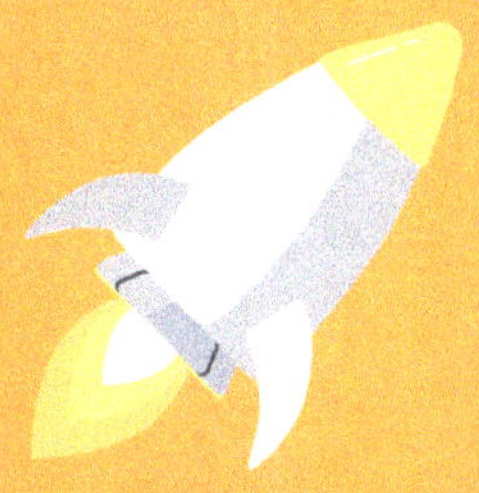

Una buena introducción para este capítulo es la de entender el significado de la palabra cosmos. Básicamente porque es a lo que nos dedicaremos todo el tiempo que restemos entre sus páginas, el cual dependerá íntegramente de tu voluntad en aprender todo lo que necesitarás incorporar sobre el sentido del gusto, y así, renovar tu forma de percibir la comida.

Originariamente cosmos tiene raíces latinas. Concretamente proviene del término griego «κόσμος» (kósmos), cuyo significado es **orden** o **armonía**. Concepto opuesto a lo que entendemos como **caos** o **desorden.**

No es casualidad que haya denominado este segundo capítulo así, porque lo que haremos es precisamente estudiar de forma ordenada y armónica todas las peculiaridades del sentido del gusto, dejándolo absolutamente al descubierto, para que obtengas la máxima claridad sobre su configuración anatómica y funcional.

Por mi parte, he intentado simplificar y suavizar al máximo la expresión del contenido con la intención de facilitar su comprensión. Puesto que ya es complejo de por sí.

Es por ello, por lo que entre sus líneas solo encontrarás todos los conceptos esenciales que debes conocer, explicados con el merecido rigor y la proximidad que necesitas para para avanzar en tu proceso de autoconocimiento sensorial.

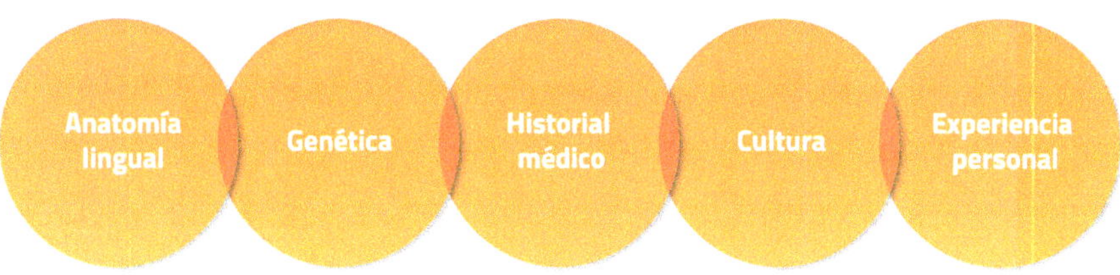

Figura 36. Tópicos Fase 2.

2. 1. EL SISTEMA del GUSTO:

Asombro. Esto fue lo que sentí el día que descubrí que poco de lo que había aprendido en la escuela sobre el sistema del gusto era cierto.

Ese día, lo recuerdo como si fuera ayer. Estaba en la universidad realizando una cata sensorial de un pan que acabábamos de elaborar, fruto de una sesión de prácticas de una de mis asignaturas preferidas; industrias fermentativas.

El objetivo de esa sesión era el de identificar los distintos perfiles de sabor de las muestras que habíamos elaborado cada grupo.

Yo, en aquella época, sin haber indagado más de lo que me habían enseñado en la escuela sobre el sentido del gusto y con una conducta frente a la comida de absoluta indiferencia, iba con la idea de que dependiendo del lugar de la boca donde me pusiera el trozo de pan, notaria un gusto u otro.

De forma que, en el momento de catar la primera muestra, seguí minuciosamente los pasos para realizar la degustación según el protocolo estipulado (réplica del que hemos visto en el apartado 1.3.1).

Es decir, cerré los ojos, me tapé la nariz, me introduje el trozo de pan en la boca, noté como se activaban mis papilas gustativas de forma progresiva (cada una dándome una sensación distinta), identifiqué los gustos que me aportaba aquella muestra en cuestión, me destapé la nariz, respiré y noté todos los aromas mezclados con el gusto y la textura que me permitieron saborear conscientemente el pan.

A partir de ese momento, me di cuenta de que podía notar todos los gustos en cualquier parte de mi lengua, pero que, dependiendo de la zona, unos los percibía con más intensidad que otros.

Ese día supuso un antes y un después en mi forma de relacionarme con la comida. A partir de entonces, detrás de cada bocado tenía la intención de perfeccionar mi técnica de identificación gustativa, para así disfrutarlo al máximo con por medio de todos mis sentidos.

Descubrí que en cada práctica ampliaba mis referencias sensoriales y poco a poco las catas de producto se convertían en mis clases preferidas.

Cada vez, buscaba probar cosas más extravagantes para expandirme y descubrir mis propios límites.

Llegué a la conclusión que la práctica hace al maestro, por lo que un día decidí empezar a aplicar todo el conocimiento que estaba adquiriendo e incorporando, organizando reuniones de amigos interesados en aprender sobre análisis sensorial dónde les invitaba a probar productos, con el fin de que pudieran experimentar por sí mismos todo lo que había descubierto.

La práctica hace al maestro.

Más adelante, cuando me introduje dentro del mundo del desarrollo de productos alimentarios, continué con esta práctica. Producto que creaba, producto que dejaba probar a mi entorno.

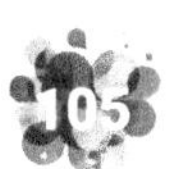

Ver el impacto de mis invenciones dentro de mi círculo de confianza me servía como referencia previa del impacto que podría tener mi producto en los clientes.

Principalmente, mi intención era la de aumentar mi confianza personal sobre el valor que podía aportar.

Esta práctica me sirvió para fortalecer mis raíces y creer que puedo llegar hasta donde me proponga.

De hecho, en la actualidad, la sigo utilizando y la haré de por vida. Porque, ¡lo que funciona no se cuestiona!

Es más, hace unos días, aproveché una comida familiar para presentar mis nuevas creaciones. De postre, preparé una degustación de mis nuevas cremas untables y concluí, qué sabores eran los definitivos para mi nueva familia de productos.

2. 1. 1. FISIOLOGÍA PRÁCTICA:

En realidad, **el sistema del gusto es un sistema plurisensorial.** Esto significa que integra varias sensaciones a la vez.

Concretamente, cuando comemos un alimento, en nuestra cavidad oral se activan tres sistemas simultáneamente: el **gustativo**, el **olfativo** y el **somatosensorial**, los cuáles crean una imagen sensorial global en nuestra mente subconsciente acerca de lo que estamos degustando.

Tal como indica su nombre, cada sistema detecta un parámetro distinto del alimento:

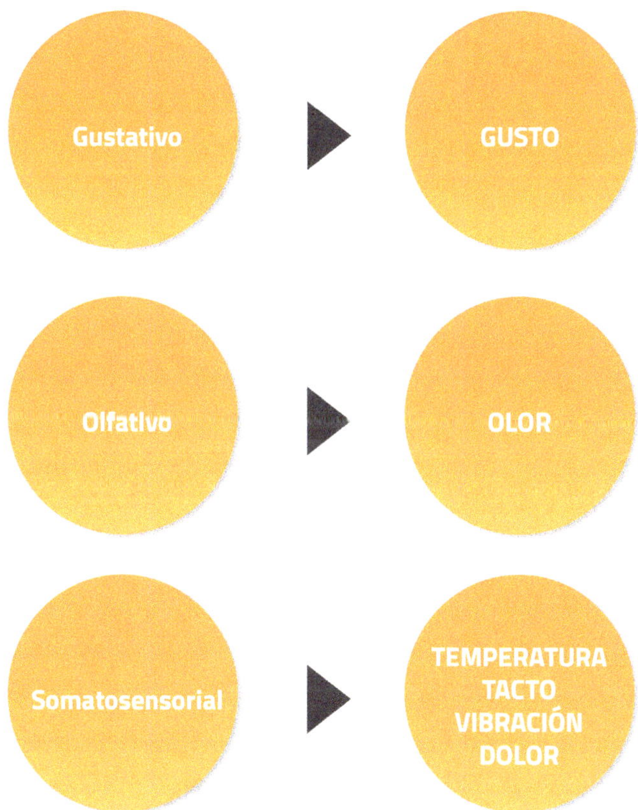

Figura 37. Parámetros que detecta cada sistema sensorial.

Para explicar de forma práctica la estructura y funcionamiento de este complejo sistema, viajaremos desde su superficie hasta sus entrañas, desarrollando cada parte esencial que interviene en la experiencia gustativa; o como yo la llamo: **«la fiesta de los sabores»**.

La principal parada que realizaremos durante este cautivante recorrido será para conocer el alma de la fiesta: la lengua.

2. 1. 1. 1. LA LENGUA

Fruto del ingenio de mi mente en mi etapa infantil, definí la lengua como: «un jardín lleno de vida y color».

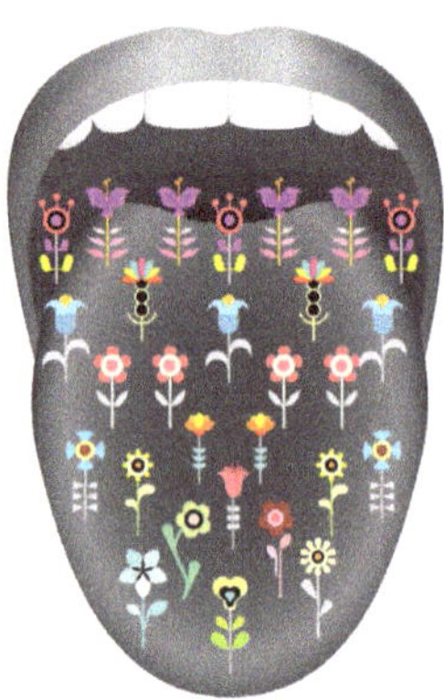

Figura 38. La lengua: un jardín lleno de vida y color.

Toda la información que me contaron en la escuela sobre ella derivó en esta bonita interpretación.

Siempre me la había imaginado como un gran jardín de flores (lengua) dividido en parcelas en las que crecía un tipo de flor distinto (papilas gustativas) y que dependiendo del tipo de insecto que polinizaba las flores, estas crecían más o menos (activación de la percepción del gusto en función de la sustancia identificada por las papilas).

Lo que no sabía en aquél entonces es que ese «jardín» era infinitamente más complejo de cómo nos lo habían pintado. Y que, para entenderlo, no bastaba con quedarnos en la superficie, sino que era imprescindible adentrarnos en su interior para así investigarlo de forma integral.

Esto es lo que vamos a hacer ahora. Desnudaremos este órgano tan curioso y multifuncional, que ocupa gran parte de nuestra cavidad oral, con el objetivo de posicionarlo como es debido; el órgano principal.

2. 1. 1. 1. 1. ¿Para qué sirve la lengua?

¡Sorpresa! Es lo que sentí cuando descubrí que la lengua desempeña varias funciones vitales para nuestro organismo, a parte de la percepción del gusto.

Detectar los gustos de los alimentos que comemos es uno de los grandes trabajos que desempeña, pero no el único.

Si nos quedamos en su superficie, su estructura está diseñada para ello, pero si profundizamos en su estructura anatómica global, vemos que también está minuciosamente pensada y estructurada para garantizar:

- La facilidad de succión y la trituración de alimentos.

- La articulación de fonemas.

- La detección de patógenos (anillo linfático Waldeyer).

- La identificación de ciertas enfermedades.

Viendo la importancia de las funciones que desempeña la lengua, en multitud de ocasiones me he preguntado cómo sería vivir sin ella. La verdad, no me lo imagino... Y tú, ¿cómo crees que sería?

Me encantaría saber tu visión al respecto. Estaré encantada de recibir tu respuesta a **saborealacomida@ gmail.com**. Millones de gracias querido/a lector/a.

Como verás, en este libro nos focalizaremos solo en aquellas funciones que nos ayuden a mejorar nuestra relación con la comida.

Es por ello que, estableceremos nuestro epicentro en:

- La facilidad de succión y trituración de alimentos.

- La detección de los gustos de la comida.

De modo que, para entender estas funciones, previamente necesitaremos comprender su estructura anatómica.

2. 1. 1. 1. 2. Anatomía lingual:

Conforme a lo que hemos visto en el apartado anterior, la estructura de la lengua está cuidadosamente ideada para asegurar sus funciones.

Particularmente, aquellas que requieren de fuerza y movimiento, como es el caso de la acción de comer. Esto nos explicaría el por qué está constituida por varios **músculos.**

Si nos fijamos de forma global en el cuerpo humano, cada una de sus partes que realizan acciones, en dónde se requiere de estas dos condiciones, está constituida por un sistema muscular. Principalmente porque es el encargado de dar estructura al cuerpo para que pueda moverse y protegerse de agentes externos.

Así pues, esto nos ayudará a entender su compleja anatomía, formada por **17 músculos** en total, cada uno de ellos con una disposición y estructura distinta que contribuye a su correcto funcionamiento.

Para facilitar el aprendizaje, nos focalizaremos en el estudio gráfico de este órgano mediante figuras.

Mi objetivo es que puedas crearte una imagen global sobre la lengua para evitar que posteriormente, cuando el camino se vuelva más angosto, te desorientes en alguna etapa.

Observa atentamente la siguiente imagen. Te ayudará a visualizar mejor lo que vamos a explicar seguidamente.

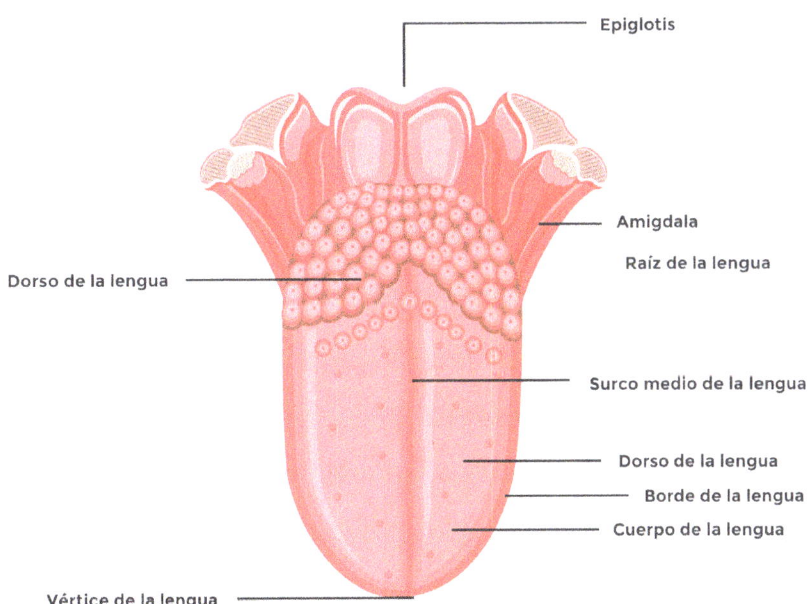

Figura 39. La lengua.

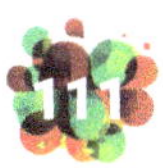

Tal como ves representado, exteriormente, **la lengua tiene forma de cono** y se divide en tres partes: **raíz, cuerpo, punta** y, la **V lingual**[20].

El cuerpo comprende a dos tercios de la lengua, mientras que la raíz solo uno. Ambas partes están separadas por la V lingual.

La **raíz** también es conocida como **base lingual.** Se localiza cerca de la laringe (epiglotis). Su función es la de anclar la lengua en la cavidad oral a través del hueso hioides y varios músculos.

Si nos situamos en su parte lateral izquierda y derecha, vemos que la raíz está delimitada por dos **amígdalas** que protegen la cavidad bucal frente a organismos patógenos. Cada una de ellas forma parte de nuestro **sistema inmune** y está constituida por tejido linfático.

Si nos dirigimos al otro extremo de la lengua, encontramos la punta.

La **punta lingual**, también denominada **vértice lingual**, es la zona en que se concentran más papilas gustativas. Por este motivo, es el primer lugar de la lengua donde se detecta el gusto de los alimentos.

Para estudiar el **cuerpo lingual**, volveremos a la metáfora del inicio del capítulo en la que relaciono la lengua con un jardín, dado que, a nivel espacial, tienen la misma configuración. En ambos casos se dispone de dos caras, una superior y la otra inferior.

---

20 Distribución espacial en forma de V de las papilas caliciformes.

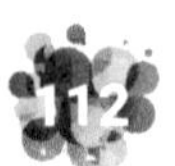

1. **Cara superior** (dorso visible):

   a. Área que va des de la V lingual hasta la punta y que está en contacto tanto con el **paladar** (cuerpo), como con la **mandíbula** y los **dientes** (bordes).

   b. Caracterizada por estar recubierta por una **mucosa especializada en la dctcooión del gusto,** constituida por **papilas gustativas** y **surcos.**

2. **Cara inferior** (no visible):

   a. Área del cuerpo que descansa en el suelo de la boca.

   b. Dividida por el **frenillo o filete lingual.**

   c. Zona altamente irrigada por la presencia de arterias y venas.

   d. Lugar dónde se localizan los conductos de drenaje de las **glándulas salivares:** submandibulares (Wharton) y sublinguales (Bartholin).

Como puedes ver, en global, la lengua es un elemento altamente sorprendente. Y cn cl presente capítulo, seguiremos descubriendo las infinitas curiosidades que presenta.

Ahora, aprovechando que acabamos de citar el **filete o frenillo lingual**, te desvelaré la primera. ¿Sabías que es un elemento vital para los seres humanos y animales?

Sí, tal como lo oyes. Concretamente **evita que la lengua se mueva de forma descontrolada** y que nos la podamos tragar.

Estructuralmente, es un pliegue de mucosa dispuesto de forma vertical que une la parte central de la lengua con el suelo de la boca y que ejerce la función de limitar la movilidad de la lengua.

Su longitud es variable entre personas y de ella depende el grado de libertad de movimiento que tiene la lengua. De forma que **cuanto más largo es, más movilidad presenta la lengua.**

¿Has comprobado alguna vez si eres capaz de tocarte el paladar o el labio superior con la punta de la lengua?

En caso negativo, te animo a que lo verifiques en este preciso instante para conocerte mejor. Te gustará saber que poder o no, es una evidencia de la diversidad personal entre seres humanos.

Si lo has logrado, es un signo irrefutable que la longitud del frenillo permite que tu lengua se mueva adecuadamente sin restricciones.

En caso contrario, solo significa que el filete lingual es más corto de lo habitual, hecho que, aunque provoca que tu lengua tenga menos movilidad, no debería suponer inconveniente alguno en tu vida cotidiana.

¿Qué te ha parecido? Increíble, ¿verdad?

Si te ha interesado lo que acabamos de explicar, estoy segura de que lo que viene a continuación no te dejará indiferente.

Así que, prepárate ¡Vamos a por la segunda curiosidad!

Ahora, nos centraremos en la **cara superior (superficie lingual).**

Si te fijas en ella, te darás cuenta de que es irregular. Presenta una gran cantidad de **hendiduras** (surcos), algunas de los cuáles son **congénitas** y otras **adquiridas.**

Es decir, algunas vienen definidas por nuestros **genes** y otras por las **experiencias vividas,** que pueden haber repercutido en el deterioro de la superficie lingual. Como, por ejemplo, las cicatrices resultantes de algún corte lingual provocado por alguna caída.

Llegado a este punto, te propongo un ejercicio que te hará entrar más en contexto. Lo puedes realizar solo o en compañía.

Se trata de explorar la cara externa de tu lengua para que puedas comprobar en primera persona las diferencias personales de la superficie lingual.

¡Vamos allá!

Ponte delante del espejo, abre la boca y saca la lengua. Inspecciona atentamente toda la superficie lingual, desde la parte izquierda lateral superior a la parte derecha inferior, sin dejarte ningún rincón.

La idea es que hagas un barrido exhaustivo con tus ojos, focalizando toda tu energía en lo que ves, y así retenerlo en tu mente y poderlo transcribir en un papel.

⇨▷▷ Para hacer este ejercicio, también puedes utilizar una **lente de realidad aumentada** para apreciar mejor cada minucia que ves.

Ahora, una vez tengas construida tu imagen mental, coge un papel y un bolígrafo para describir y anotar todos los detalles que has visto.

Es decir, haz una lista de todos los surcos, cicatrices, señales, colores… Que has observado durante tu escáner visual y anota la fecha del día de hoy.

Esta será la fotografía de tu lengua a una fecha concreta.

¿Cuál es la intención de realizar este ejercicio?

En primer lugar, que compruebes por ti mismo/a que **tu lengua es excepcional.**

Si has realizado este ejercicio en compañía y habéis compartido vuestros resultados, veréis que son totalmente distintos.

Aquí está la clave y el gran aprendizaje:
Cada uno/a de nosotros/as somos únicos/as.

Más allá de la exploración lingual, este ejercicio tan simple, es sumamente significativo, porque nos recuerda y reafirma que cada uno de nosotros somos creaciones **originales y exclusivas.**

¡No lo olvides nunca!

En segundo lugar, quiero que verifiques transcurrido un tiempo si se mantiene o no todo lo que has observado durante este ejercicio. De forma que te pido que repitas este proceso dentro de seis meses.

¡Estoy segura de que te sorprenderás del resultado futuro!

Principalmente, porque la lengua es un órgano que se regenera y deteriora muy rápidamente, por lo que podrás apreciar que no todo lo que viste hoy, es lo que verás la próxima vez.

Es alucinante ver cómo va evolucionando. Si tuviéramos la costumbre de inspeccionarla periódicamente notaríamos que con el tiempo, solo se mantienen las características congénitas.

Bien, después de todo este trayecto, llega el momento de hacer una parada y reflexionar acerca de todo lo aprendido.

En este sentido, si te fijas, te darás cuenta de que hasta el momento solo hemos explorado la parte superficial de la lengua, sin adentrarnos en el interior.

Pues bien, ahora nos sumergiremos en ella.

¿Sabías que la lengua es uno de los grupos musculares más fuertes del cuerpo humano?

Sí, ¡está entre los más fuertes!

Según toda la bibliografía que he estudiado al respecto, se disputa el pódium con otros músculos muy potentes; los glúteos, los cuádriceps y la mandíbula.

El motivo de dicha discrepancia está en que la mayoría de los autores defienden que no es representativa la medición cuando se compara entre músculos de distinto tamaño y con métodos analíticos diferentes.

Sea como sea, lo que está claro es que la lengua es muy peculiar y que tiene la fuerza necesaria para ejercer sus principales funciones primarias digestivas, las cuales se pueden englobar en dos fases:

- **Fase 1:** formación del bolo alimenticio. Es decir, aplastar y mover la comida dentro de la cavidad bucal para que quede bien triturada y mezclada con la saliva.

- **Fase 2:** empuje del bolo alimenticio hacia la garganta para que caiga por el esófago (tubo digestivo).

La intervención de la lengua en ambos estadios es absoluta. Ya no solo a nivel exterior, por la participación de todos sus músculos, sino por el trabajo en equipo que realizan éstos con el sentido del gusto.

En otras palabras, durante la masticación, **la lengua no solo ejerce una función mecánica** de carácter digestivo, sino que también, **gracias al sistema del gusto** presente en su superficie, **nos permite experimentar las infinitas sensaciones** que nos aporta la comida.

¿No te parece impresionante?

Es por ello, por lo que cada vez que vas a comer, te invito a recordar que te dediques el tiempo necesario.

Tómate tu espacio temporal y físico para masticar y saborear lo que tienes en la boca, ya que, tal como bien sabes, son acciones que van más allá de lo físico. Sobre todo, la segunda.

Ambas, nos permiten **conectar nuestro cerebro con nuestro corazón, generando sentimientos** que después

la mente almacenará como **recuerdos.** No solo de lo que estamos degustando, sino del momento global vivido.

Después de este pequeño paréntesis en nuestra lección de anatomía, ahora nos centraremos en la composición muscular de la lengua.

Como puedes ver en la siguiente imagen y de acuerdo con lo comentado, la lengua es un **grupo muscular.**

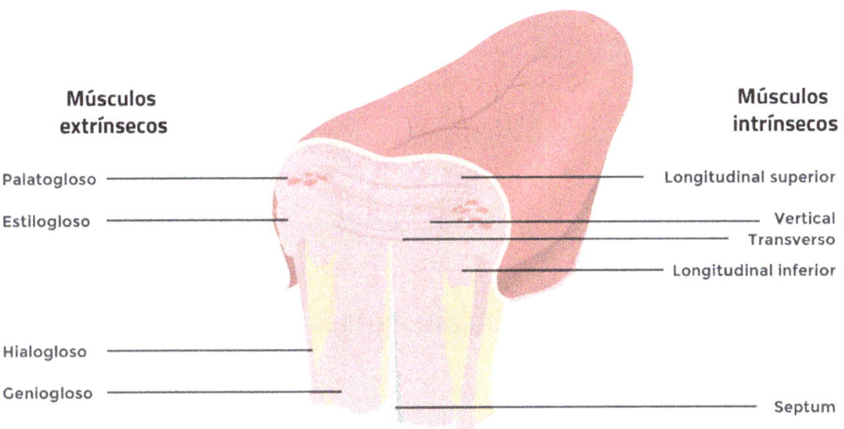

Figura 40. Estructura muscular lingual.

Los músculos que la componen están clasificados en dos grandes grupos diferenciados según su lugar de nacimiento y punto de inserción.

De forma que, en términos generales, distinguimos:

• **Músculos extrínsecos:**

  ○ Origen externo a la lengua.

  ○ Fijados a estructuras óseas, órganos o ambos.

- **Músculos intrínsecos:**

  - Origen perteneciente a la propia lengua.

Siguiendo este mismo criterio (punto de fijación), vamos a presentarlos esquemáticamente, como es debido; por su propio nombre.

Si observas en el esquema anterior, se contabilizan 9 músculos, mientras que al principio del capítulo te he comentado que la lengua está compuesta por un total de 17.

Esto es porque todos ellos son **simétricos** (pares), excepto 1 que es **asimétrico** (impar). Lo que significa que en cada hemisferio de la lengua existen los mismos músculos duplicados, como si de un espejo dual se tratara, a distinción de uno que es único, porque recorre toda la extensión superficial de la lengua; el **músculo lingual superior.**

A nivel funcional, cada uno interviene de forma específica en la movilidad lingual.

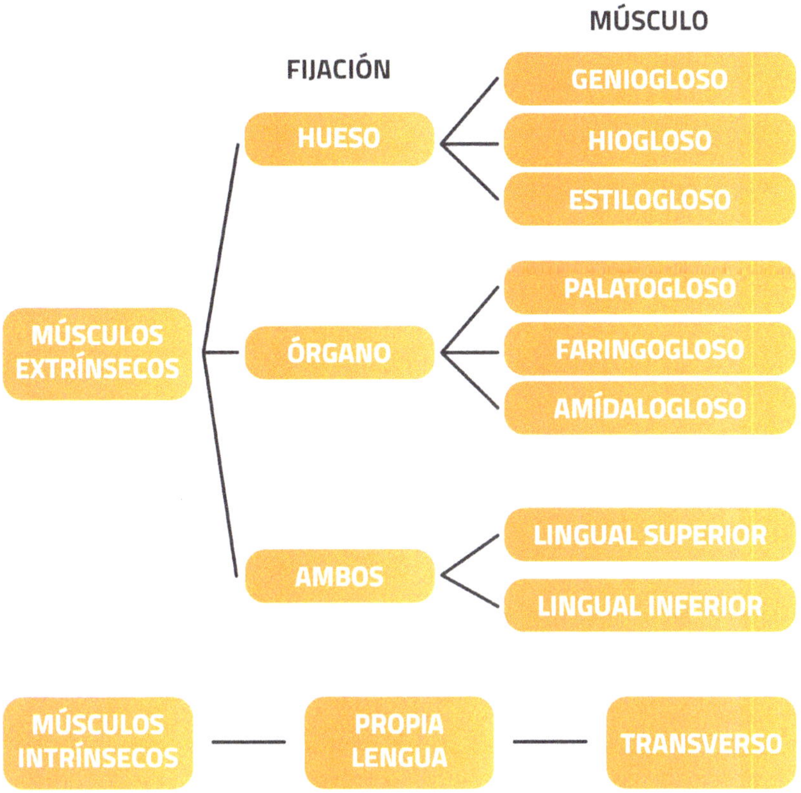

Figura 41. Músculos linguales según punto de fijación.

Observa el cuadro resumen que viene a continuación donde se especifica el origen, el punto de inserción y la función de cada uno.

Verás que, aunque he simplificado y traducido la información técnico-anatómica a un lenguaje coloquial, puede que alguna expresión te resulte desconocida. No te preocupes, mi intención es solo que te resuene este vocabulario, para que durante todo el viaje te sientas acompañado.

Músculo	Origen	Inserción	Función
Geniogloso	Desde la mandíbula a la cara inferior lingual.	Cuerpo del hueso hioides.	Protusión de la lengua. Depresión de la lengua. Tracción de la punta de la lengua hacia atrás y hacia abajo.
Hiogloso	Cuerpo del hueso hioides.	Cara lateral de la lengua.	Forma parte de la base lingual. Depresión de la lengua. Retracción de la lengua.
Estilogloso	Nace en los bordes de la lengua y se extiende hasta el hueso temporal.	Hueso temporal.	Retracción y ensanchamiento de la lengua. Elevación de la lengua (movimientos verticales).
Palatogloso	Parte posterior del paladar blando[21]	De la lengua a la aponeurosis faríngea.	Elevación de la punta de la lengua.
Faringogloso	Músculo constrictor superior de la faringe.	Bordes linguales y cara profunda del hiogloso.	Movimientos de la lengua hacia adelante y hacia atrás.
Amigdalogloso	Aponeurosis[22] faríngea.	Bordes de la base lingual.	Elevación de la lengua al velo del paladar.
Transverso	Septum medio.	Bordes linguales.	Contracción de la lengua.
Lingual superior	Repliegue gloso epiglótico y astas menores del hioides.	Parte media delantera y punta de la lengua.	Elevación y retracción de la lengua.
Lingual inferior	Astas menores del hioides.	Punta de la lengua.	Elevación de la lengua hacia abajo y hacia atrás.

21 Aponeurosis palatina.
22 Membrana fibrosa de colágeno encargada de insertar músculos.

Bien, después de esta tormenta de información maravillosa, te sugiero que cojas aire. Vamos a sumergirnos en las profundidades de la cavidad bucal para explorar su esqueleto. El lugar donde se ancla toda esta prodigiosa estructura muscular que acabamos de descubrir.

Siguiendo la metáfora del jardín, la lengua está rodeada por una estructura osteofibrosa asimilable a un cercado protector, protagonizada por los huesos **hioides** y **maxilar inferior**, cuya función es ampararla de cualquier adversidad que pueda damnificarla.

A través de la siguiente imagen los podrás ubicar más fácilmente:

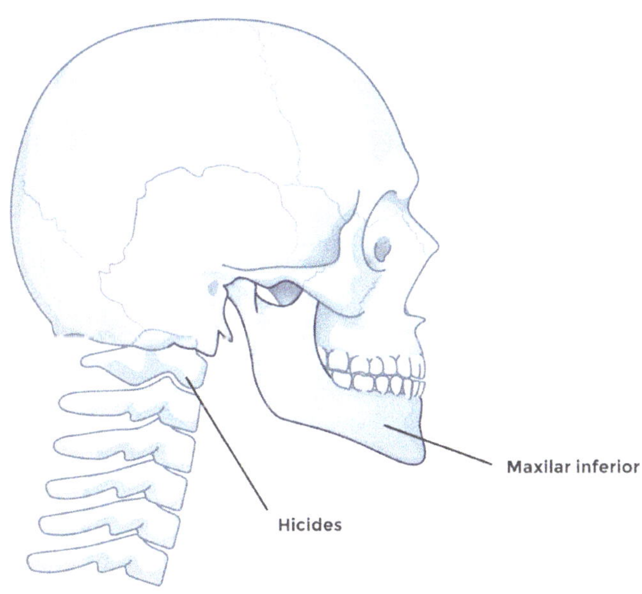

Figura 42. Huesos de fijación lingual.

La importancia del **hueso hioides** reside en su función. Actúa como punto de anclaje de todos los músculos linguales, impidiendo que la lengua se despegue de la cavidad bucal.

Además de estos dos huesos que componen el armazón esquelético bucal, existen otros componentes de naturaleza fibrosa que son imprescindibles para reforzar esta unión.

Se trata del septum medio y de la membrana hioglosa. Dos estructuras compuestas de tejido conectivo, encargadas de unir e insertar los músculos linguales al hueso hioides.

En otras palabras, son dos **tendones** que unen la estructura muscular lingual a la ósea.

FASE 3:
LLEGADA AL PLANETA «GUSTO»

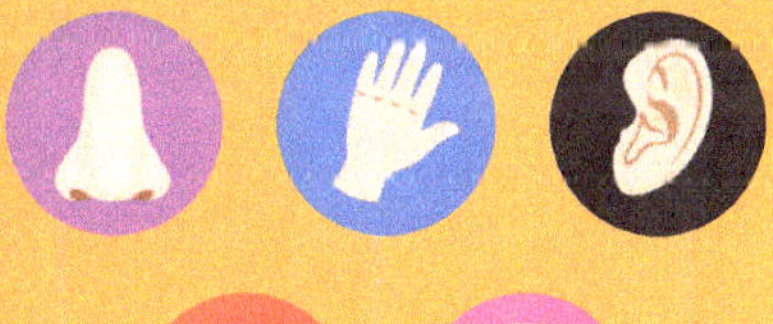
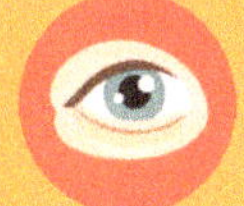
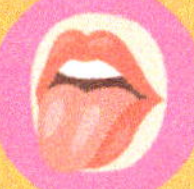

*¡F*elicidades! Te encuentras en la última fase para conseguir tu primer objetivo hacia la plenitud sensorial: **descubrir** y **conectar** con tu sentido del gusto.

Después de todo el camino transitado hasta ahora, ya estás preparado para saber todos los secretos acerca de su funcionamiento.

Gracias al conocimiento adquirido, podrás comprender lo que viene a continuación, y así, **adoptar** y **adaptarlos** a tu realidad.

Esta última fase está diseñada para inducirte a la reflexión y autocrítica sobre tus dinámicas sensoriales. Las que has adoptado por influencias ajenas durante toda tu vida. Y así, utilizarlas a tu favor con el objetivo de llegar a convertirte en un **maestro sobre tu sentido del gusto**: primer paso para tu transformación sensorial.

He preparado un recorrido exclusivo para ti; profundo, pero dinámico al mismo tiempo, en el que desnudaremos por completo y de forma ordenada el sentido del gusto.

Durante el itinerario, transitaremos sin prisa, pero sin pausa, tratando los siguientes tópicos:

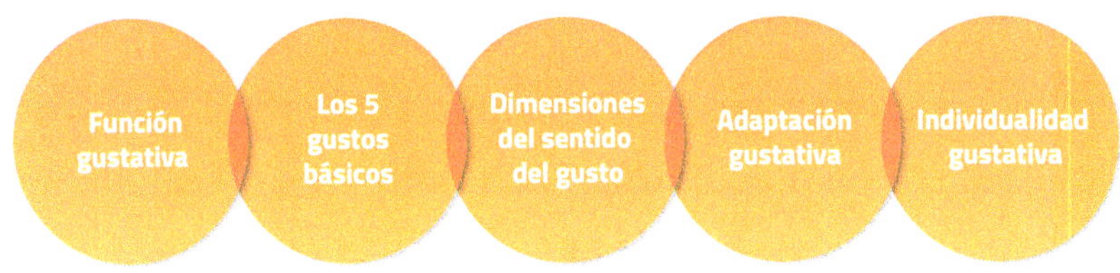

Figura 43. Tópicos Fase 3.

3. 1. FUNCIÓN GUSTATIVA:

La **función gustativa** o capacidad de **percepción del gusto** es uno de los talentos más relevantes que posee la lengua.

Bajo mi punto de vista, el más valioso, por tener la virtud de conectar instantáneamente nuestro cuerpo con la mente y el corazón.

A nivel conceptual, estrictamente hace referencia a la aptitud que tiene una persona de percibir los gustos que nos aportan los alimentos.

Aunque en realidad, sabemos que significa mucho más, ya que es una de las facultades que nos permite disfrutar de una experiencia sensorial plena. No la de más peso, pero sí imprescindible.

Más adelante, veremos el por qué. Ahora de momento, solo recuerda lo que te expliqué al inicio del *Despegue hacia el universo sensorial,* donde te presenté el sistema del gusto, como un sentido totalmente funcional que solo supone un 10% de la percepción sensorial global del alimento.

Para ponerte en situación, imagínate que tienes delante tu plato de comida preferido recién elaborado, cuando sabes que te lo comerás sin poder percibir totalmente su sabor debido a que recientemente, mientras lo estabas cocinando y lo probaste para comprobar su punto de sal, sufriste una quemadura accidental en la superficie de tu lengua.

¿A quién no le ha pasado alguna vez?

Bien, vamos a experimentarlo mentalmente en este mismo instante aplicando los principios de la visualización.

Antes de empezar, asegúrate de estar en un lugar tranquilo sin interrupciones donde te puedas sentar cómodamente.

Cierra tus ojos y respira profundamente tres veces para descargar toda tensión que pueda quedar en tu interior.

Proyéctate sentado en la mesa o lugar donde comes habitualmente con tu plato favorito, presentado de forma inmejorable.

Obsérvalo atentamente durante unos segundos sin pensar en nada más que no sea la comida que tienes delante.

Disfruta de las buenas vistas que te ofrece.

¿Qué contiene tu plato? ¿Podrías describirme al máximo detalle lo que ves?

Si has conseguido mantenerte en cuerpo y mente en el presente seguramente sí, pero lo más probable es que tu mente se haya evadido hacia otros temas en pocos segundos.

Una manera de identificarlo es mediante los detalles con los cuáles respondes a la pregunta. Cuanta más precisión, más presente has estado.

Tan sencillo como eso. La mente ante una situación de supervivencia, como es el caso de una pregunta explícita, si se ha escabullido, recurre a la información que tiene almacenada en forma de recuerdos creando una respuesta rápida, pero poco precisa.

Principalmente, porque **los recuerdos se distorsionan** en más o menos intensidad dependiendo, por una parte, del

impacto emocional que ocasionaron en el momento de su vivencia y por otra, de **las veces que se ha explicado a alguien.**

De modo que son menos precisos cuando se han contado infinidad de veces o cuando no provocaron emoción alguna.

Si no es una, ¿cuántas veces has compartido con alguien este tema de conversación?

Considerando que tu plato preferido es una información que en su día te generó una fuerte emoción y que la debes haber contado en multitud de ocasiones, en caso de que tu respuesta se haya basado en decir el tipo de alimentos presente en el plato sin más exactitud, significa que posiblemente en el momento del ejercicio tu mente estaba en otro foco. De forma que, al preguntar se ha visto en situación de emergencia y ha acudido a sus registros de memoria.

En la era que vivimos actualmente caracterizada por el diluvio de inputs que nos empapa a todas horas, incluso sin querer, es absolutamente normal haber desviado los pensamientos. A pesar de que parezca que estás totalmente focalizado en una sola cosa, si no hay aislamiento total, ¡siempre te salpica!

La razón principal reside en el hecho de que **la mayoría de información que captamos del entorno ocurre de forma inconsciente.** Por esto es extremadamente importante proteger nuestros pensamientos de este «non stop» de tráfico de información que recibimos sin ser conscientes.

Todo lo que llega a nuestro cerebro, sea positivo o negativo, es para quedarse, desgastándolo y saturándolo silenciosamente a largo plazo.

Por este motivo, llega un punto en el que hay momentos en los que, aunque sepamos que lo que estamos haciendo nos encanta, nos cuesta diferenciarlo y vivirlo con emoción.

Desde mi punto de vista, el hecho de ver pasar tanta información transmitida de igual forma o similar, provoca que le demos un valor relativo que nos hace pasar por alto, en infinidad de ocasiones, aquello que en momentos de serenidad diferenciaríamos como insuperable.

No te preocupes, *Saborea la Comida* ha llegado a tus manos para revertir esta situación. Será tu compañero de viaje en este desafiante camino hacia la recuperación de tu esencia sensorial. Solo ocúpate de integrarlo mediante el estudio práctico constante.

Recuerda, detrás de la tormenta siempre llega la calma.

Al final del proceso, verás cómo tus cinco sentidos te reciben con los brazos abiertos para abrazarte de nuevo y mostrarte su mejor versión.

Su único objetivo es el de transformar la comida en la principal aliada que te impulse a alcanzar los niveles de energía y vitalidad con los que siempre has soñado.

Volvamos a empezar. Esta es tu segunda oportunidad para sumergirte en el proceso.

Dibuja la imagen de tu plato de comida preferido en tu mente con todos los detalles que consideres debe tener para ser ideal para ti. Vive el proceso como si fuera real. Paso a paso.

Primero, decide cuál será el elegido para después irlo definiendo sin perderte ningún detalle y finalmente llenarlo de color para que sea una auténtica delicia.

¿Lo tienes? Yo sí.

Mientras te iba explicando, he plasmado en mi mente una cazuela de barro de tamaño individual con unas gambitas enteras sin pelar salteadas al ajillo de la forma que más me gusta; con mucho aceite y un toque picante.

Me encanta que las gambas queden bien impregnadas para que de principio a fin la intensidad del sabor se mantenga uniforme.

Podría decirte, que este es uno de mis platos favoritos.

¿Cuál es el tuyo? Me encantará que lo compartas conmigo en **saborealacomida@gmail.com**. Millones de gracias de antemano.

Una vez tengas tu imagen mental creada, focalízate en ella al 100%. Concéntrate y piensa fuertemente en ella. Repásala de arriba abajo como si fuera real. En definitiva, de lo que se trata es de **revivir el momento** de consumo.

Puede que te suponga unos minutos, en función del grado de práctica que tengas en técnicas de visualización.

Identificarás que ya estás totalmente abstraído cuando empieces a experimentar en tu cuerpo de forma palpable las mismas sensaciones que si fuera una situación real.

Como, por ejemplo: detección de olores, aumento de la salivación, sensación de mariposas en el estómago...

En mi caso, mi estómago ha empezado a manifestarse regalándome una sinfonía de sonidos muy particular después de detectar el irresistible olor que desprende el plato.

Una de las estrategias altamente útil para integrarte más en el proceso es la de preguntarte cuestiones relacionadas con lo que estás viendo.

Te predisponen a la experiencia que vas a vivir haciéndote presente, aquí y ahora, al igual que los factores ambientales del lugar (olores, silencio, orden y decoración…).

En definitiva, son aspectos de influencia clave en el grado de satisfacción global del momento de consumo.

Fíjate, antes de comer, sin haber utilizado nuestro sistema del gusto, ya podemos intuir cómo será nuestra experiencia. ¿No te parece asombroso?

Definido con otras palabras, sería equivalente a lo que hoy en día denominamos «tomar consciencia». Lo cual no es más que **prepararte en cuerpo, alma y mente para las situaciones que vas a vivir.**

Estar listo al 100% es la señal que actúa como punto de partida para que nuestro cuerpo empiece a experimentar sensaciones derivadas del desciframiento realizado por el cerebro, de toda la información que han captado los cinco sentidos.

En una situación real, cuando observamos, olfateamos, oímos y tocamos antes de comer, el cerebro traduce todo lo que se ha percibido a través de nuestros sentidos en forma de **reacciones,** como, por ejemplo: la producción de saliva o de mariposas en el estómago.

Estas respuestas corporales nos incitan a tomar acción. En este caso, la de introducirnos el alimento en la boca y completar la experiencia de consumo con la degustación.

En este punto, **el objetivo final es confirmar o desmentir la imagen previa creada por nuestra mente acerca de lo que estamos comiendo.**

Es una fase final de veredicto, la cual está protagonizada por el sistema del gusto. Aunque siempre trabajando en equipo con el sistema olfativo.

¿Qué sensaciones has experimentado durante la visualización? Estoy súper intrigada de conocerlas. Una vez más, estaré encantada de que me escribas en **saborealacomida@ gmail.com** para compartirlas.

¡Gracias de todo corazón!

Este ejercicio es muy ilustrativo y transmite algo de gran importancia:

El cerebro no distingue entre realidad y fantasía.

Visualizando en nuestra mente la situación que queríamos, hemos sido capaces de provocar que nuestro cuerpo respondiera de la misma forma que si fuera real.

¡Guau! ¡Qué poderoso!

Eso significa que **mediante nuestros pensamientos somos capaces de crear nuestra realidad.**

A nivel sensorial, **la realidad que creamos proyectando una imagen mental es incompleta.**

Podemos imaginarnos un alimento, pero solo si lo hemos probado previamente, tendremos una referencia real y fiable.

Principalmente porque, tal como he comentado, **las primeras experiencias son las que se almacenan en nuestra memoria creando lo que conocemos como recuerdos,** que nos sirven para orientarnos en experiencias similares en el futuro.

Esto es debido a que **el sistema del gusto se activa estrictamente mediante el contacto físico** de algo tangible, como es el caso de la comida.

Cada vez que escogemos comer algún alimento, desde el momento que lo introducimos en nuestra boca y entra en contacto con nuestra superficie lingual, se activan todos los mecanismos que nos permiten percibir sensaciones, las cuales generan pensamientos que evocan emociones y dando lugar a reacciones. Positivas o negativas, pero nunca dejándote indiferente. Es decir, nos permite vivir experiencias.

De ahí que en realidad hablemos de una **experiencia;** la experiencia sensorial.

> La actuación del sistema del gusto es **puntual,** pero **clave.**

Por lo que en una situación en la que esté dañado, como en el ejemplo previo de quemarse la lengua, la experiencia sensorial será incompleta careciendo de juicio final.

"La auténtica experiencia sensorial es como una foto a todo color en 4k"

Susanna Arbat 

¡Suerte que si ese es el motivo, la afectación es temporal! Puesto que las papilas gustativas tienen la capacidad de regenerarse rápidamente. Lo veremos veremos más adelante.

3. 1. 1. Generación del SABOR, PURA QUÍMICA

¿Sabías que todos los fenómenos que tienen lugar en nuestro cuerpo son de origen químico?

- Pues sí, absolutamente todos.

En efecto, somos **pura química**. El fruto de las reacciones que ocurren en nuestro cuerpo.

Por increíble que suene, todas las respuestas que tiene nuestro organismo frente a los procesos que experimenta son de origen químico. Incluso la percepción del gusto.

 Pero ¿Qué significa esto? ¿Qué implicaciones tiene?

Para hacerlo simple, asimilaremos el concepto de **reacción** a un proceso de transformación y el concepto **química,** a un cambio energético ocurrido en la materia sometida a ella.

Más simple todavía, **una reacción química siempre ocurre sobre algo físico** (palpable por nuestros sentidos) **y da como resultado algo totalmente diferente a lo inicial.**

Y es que, tal como decía el gran científico Albert Einstein: **«La energía ni se crea ni se destruye, se transforma».**

Aplicado al sistema del gusto, partimos inicialmente de la comida y obtenemos como resultado una sensación: el gusto.

A modo introductorio, veamos el proceso simplificado:

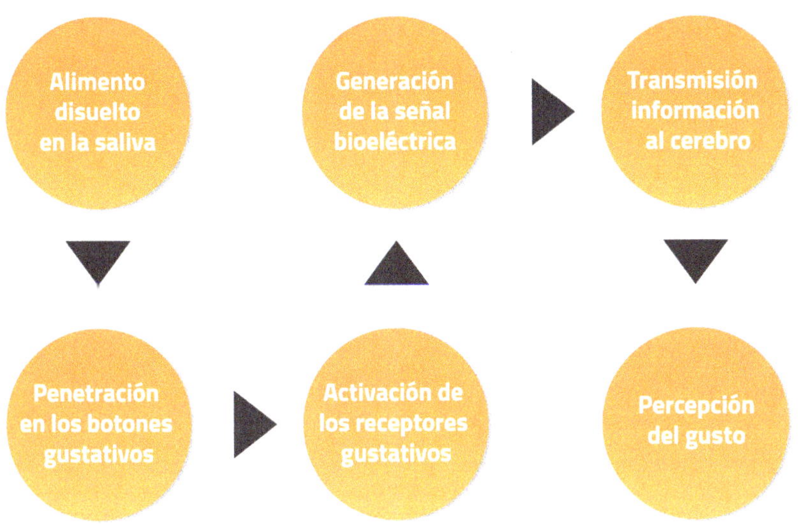

Figura 44. Proceso de generación del gusto.

3. 1. 1. 1. MECANISMO:

Como si del sistema motorizado de un cohete se tratara, el mecanismo de generación del gusto es altamente complejo y resistente. Diseñado para superar cualquier desafío, formado por una serie de conmutadores y un sistema de cableado, conectados a un motor central.

3. 1. 1. 2. ELEMENTOS PRIMORDIALES:

A estas alturas de nuestro trepidante viaje, acabamos de aterrizar en el epicentro del planeta gusto.

Estamos a punto de descubrir las estrellas que protagonizan las escenas del máximo sabor. Las responsables que nos permiten concluir cada experiencia sensorial de forma real.

Demos un fuerte aplauso a nuestras queridas **papilas gustativas**. ¡Bienvenidas!

Después de este caluroso abrazo, vamos a estudiarlas como es debido, dándoles la importancia que se merecen.

En las próximas páginas te explicaré todo acerca de ellas, empezando por su constitución y terminando por su funcionamiento.

Es importante conocer en profundidad su estructura, para luego entender el mecanismo por medio del cual percibimos el gusto. Son el quid de la cuestión.

a. Papilas gustativas (commutadores):

Las papilas gustativas, técnicamente, son conocidas como agrupaciones de **botones** gustativos presentes en la cara superior de la lengua. Concretamente se localizan en la **mucosa lingual;** revestimiento que cubre de arriba abajo el dorso lingual, como si de un tapizado se tratara.

Pero ¿Sabías que no todas son iguales?

En realidad, y hasta día de hoy, se conoce que en la superficie de nuestra lengua existen **4 tipos de papilas**. Cada uno de ellos presentes en distinta proporción y con diferentes características fisiológicas.

¿No te parece alucinante?

A mí desde luego que sí. Cada vez que investigo sobre el sentido del gusto descubro algo nuevo y me doy cuenta de que es una estructura extremadamente compleja, lo que, desde mi punto de vista, la convierte en más misteriosa.

De verdad, nunca hubiera sospechado que el sentido del gusto fuese tan profundo...

Observa la siguiente ilustración en la que podrás identificar visualmente los cuatro tipos de papilas gustativas. Básicamente las reconocerás por su estructura y posición lingual.

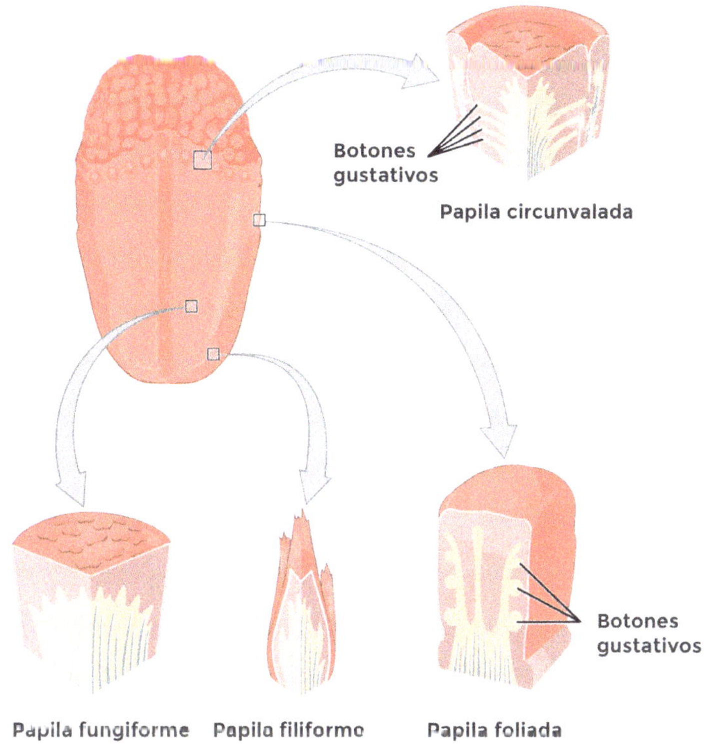

Figura 45. Tipos de papilas gustativas.

Como puedes contemplar, cada tipo presenta una **forma** y **tamaño** distinto.

Para entrar más de detalle, he creado el siguiente cuadro explicativo, en el que se especifican todas las peculiaridades de cada uno de los cuatro tipos de papilas:

Tipo	Caliciformes	Filiformes	Fungiformes	Foliadas
Posición lingual	Parte posterior	Dorso anterior	Punta y bordes laterales	Bordes laterales y parte posterior
Organización	Circunvalada (forma de V)	•Cono •Cilindro	•Hongo	•Pliegues verticales
Cantidad papilas	7-12	Multitud	Variable	Variable
Cantidad botones/ papilas	100-270	0	3-12	-
Localización botones	Criptas o cara interna papila	-	Cima de la papila	
Función principal	•Detección del gusto AMARGO •Reflejo NAUSEOSO •Sensación grasienta del alimento	•Recubrir la superficie de la lengua (textura áspera y abrasiva) •Detección de la temperatura, tacto y capsaicina (PICANTE). •Ayudan a desmenuzar el alimento por presión.	•Detección gusto DULCE prominente de carbohidratos y proteínas.	•Detección del gusto SALADO.

Independientemente del tipo, cada una de ellas es una **unidad** u **órgano de nuestro sistema del gusto**, constituida por varios **botones gustativos**.

Entrando en detalle, los botones gustativos están configurados por un **conjunto de células** que tienen la función de: **recibir, identificar y enviar** a nuestro cerebro, la información que nos aportan las sustancias provenientes de la comida que tenemos en nuestra cavidad oral, durante su ingesta.

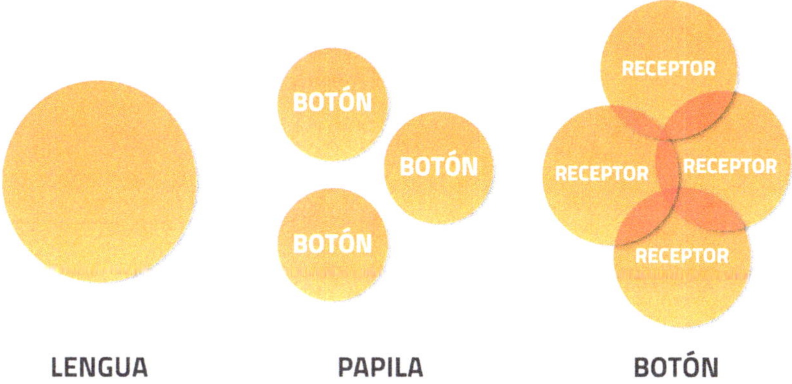

Figura 46. Visión aumentada de los elementos claves del sistema del gusto: lengua, papila y botón gustativo.

Este tipo de células son conocidas como **receptores gustativos** o **células receptoras del sabor (TCR**[23]**)** y pueden detectar los cinco gustos básicos.

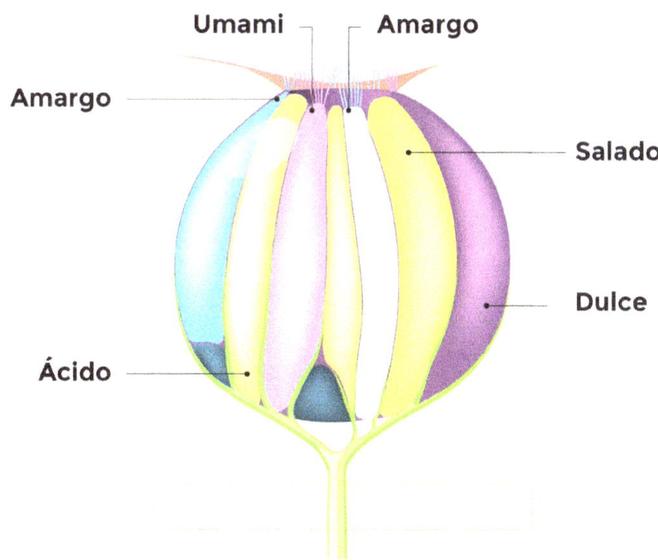

Figura 47. Botón gustativo: tipos de células receptoras del gusto.

---

23 Taste Cell Receptor.

Pero ¿Cómo y cuándo lo hacen?

Durante la masticación de los alimentos, las substancias químicas presentes en la comida se disuelven en la saliva y penetran en los botones gustativos poniéndose en contacto con las TCR. Durante esta interacción, las TCR crean unas señales eléctricas que viajan por las vías nerviosas gustativas hasta llegar al cerebro.

Recién llegadas a su destino, estas son descifradas, emitiendo una sensación denominada **gusto**, la cual, dependiendo de su composición, será de un tipo o de otro.

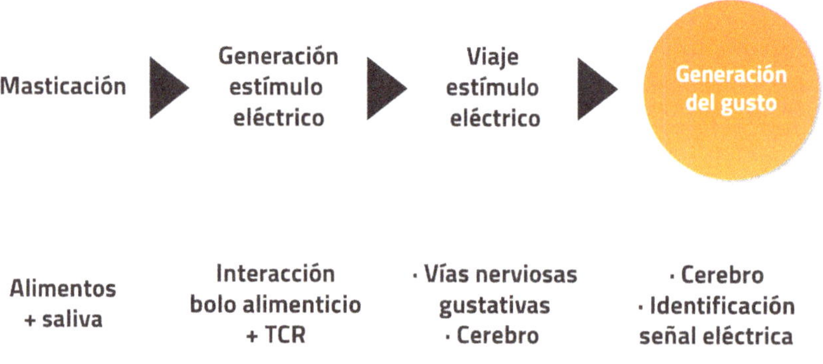

Figura 48. Mecanismo y participantes en la generación del gusto.

En definitiva, **las TCR son la parte física responsables de este mecanismo.**

Es importante destacar que cada botón, aparte de estar formado por receptores (TCR), también incluye: **células de soporte estructural, células basales y fibras nerviosas.**

Para que te hagas una idea más detallada sobre la importancia del **botón** gustativo, es interesante destacar las siguientes características:

- **Forma:** globo ovalado.

- **Tamaño:** 50-60 micras (altura) x 30- 70 micras (ancho).

Según la **forma** y **función** de las células que conforman un botón, podemos distinguirlas en cuatro tipos:

TIPO	FORMA	SITUACIÓN	FUNCIÓN	PROPROCIÓN TOTAL (%)
I	Delgada, larga y densa	Se extienden desde la base del botón hasta el poro gustativo.	•Soporte •Transmisión nerviosa del gusto SALADO	60
II	Delgada, clara y más cortas que el tipo I.	Se extienden desde la base del botón hasta el centro.	Transmisión nerviosa del gusto DULCE, UMAMI y AMARGO.	30
III	Similares al tipo II.	Parte central del botón.	•Transmisión nerviosa del gusto ÁCIDO. •Generación de potenciales eléctricos para	10
IV	Similares al tipo III.	Superficie basal	Sin función receptora del gusto.[24]	<10

Si relacionamos cada tipo de célula con una de las tres partes del **botón,** logramos establecer la siguiente asociación[25]:

---

24 (Kinnamon y cols, 1988).
25 Huang y cols 2008.

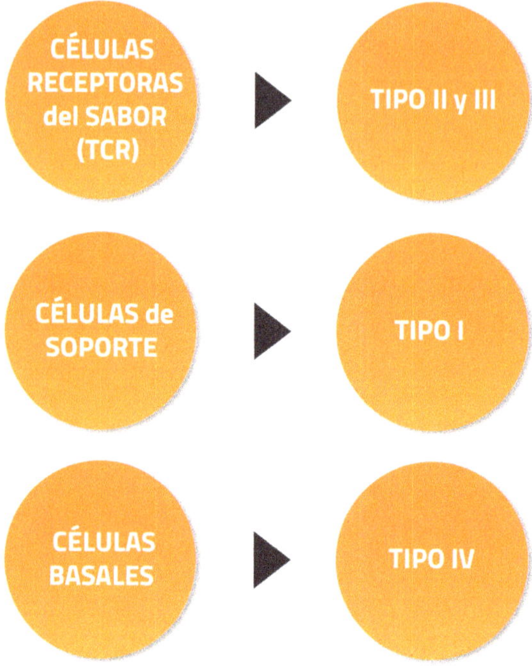

Figura 49. Correspondencia entre el tipo de célula receptora y elemento estructural del botón gustativo.

La siguiente ilustración te ayudará a visualizar todo lo aprendido hasta ahora.

Obsérvala atentamente.

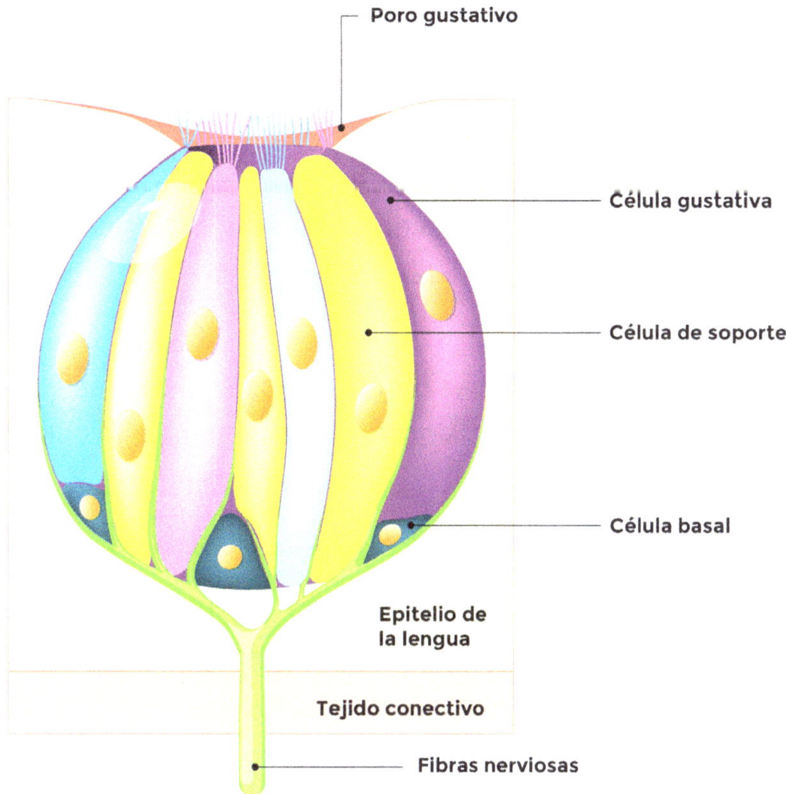

Figura 50. Elementos estructurales del botón gustativo.

Si te fijas bien, por una parte, verás que las **células de soporte** crean unas paredes que sustentan a los receptores, dando como resultado una estructura de forma redondeada similar a un botón (de allí reside su nombre: **botón** gustativo). Dicho botón presenta un agujero central, denominado **poro gustativo,** cuya función es la de transmitir las sustancias que provienen de la comida a las células receptoras, provocando su activación.

En este mismo orden, en la parte inferior, las **fibras** nerviosas, conocidas como **dentritas**, son las encargadas de generar una señal bioeléctrica que transmite las sensaciones detectadas por las células TCR al cerebro.

Como curiosidad, las **dentritas** una vez dentro del **botón** gustativo, se ramifican formando una amplia red pasando de ser 50 fibras en el exterior del botón a más de 200 fibras en el interior del botón; como si de un árbol se tratara.

A parte, cada una de las fibras nerviosas puede inervar a más de un botón de forma superpuesta. De manera que un **botón** puede estar integrado por distintas **dentritas**.

Así lo avala varios estudios científicos, (Mistreta, 1998).

Ahora mismo, después de entender la estructura completa de las protagonistas del sentido del gusto, voy a explicarte algo importantísimo y que me impactó mucho al descubrirlo.

Se ve que, además de los botones linguales situados específicamente en la lengua, también existen botones gustativos en otras zonas del sistema digestivo. Concretamente, en: la epiglotis, el paladar, la faringe, el estómago, el páncreas y el intestino delgado.

Sorprendente, ¿verdad?

Nunca me hubiera imaginado que fuera de la boca tenemos mecanismos de para detectar los gutos en otras partes de nuestro organismo. En particular, en el intestino.

De manera que, en función del lugar donde se encuentren, reciben un nombre concreto:

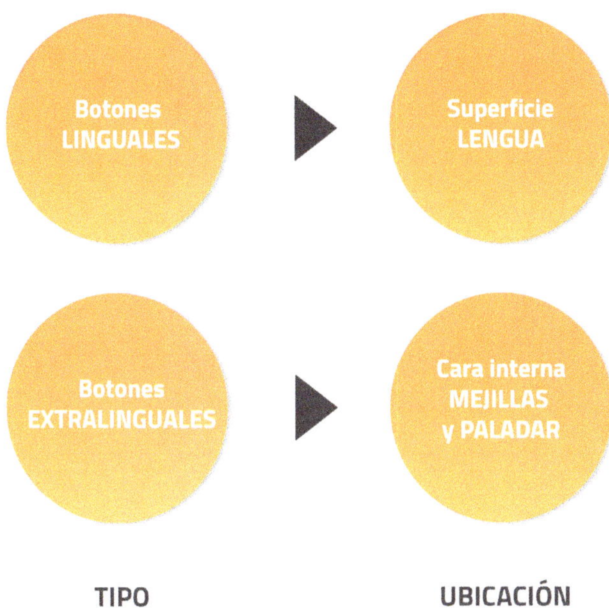

Figura 51. Tipos de botones gustativos según su ubicación.

Para mí, fue muy revelador descubrir, cuando estudiaba fisiología del sistema digestivo, que **nuestro intestino cata los nutrientes que le llegan de los alimentos**, con el objetivo de identificar a qué parte del organismo los tiene que derivar y qué sistemas orgánicos debe activar para que su procesado sea eficiente.

En otras palabras, en función del tipo de gusto detectado por el cerebro, se activan unos mecanismos u otros, para procesar los nutrientes recibidos de los alimentos. De forma que cada gusto informa al organismo de algo concreto:

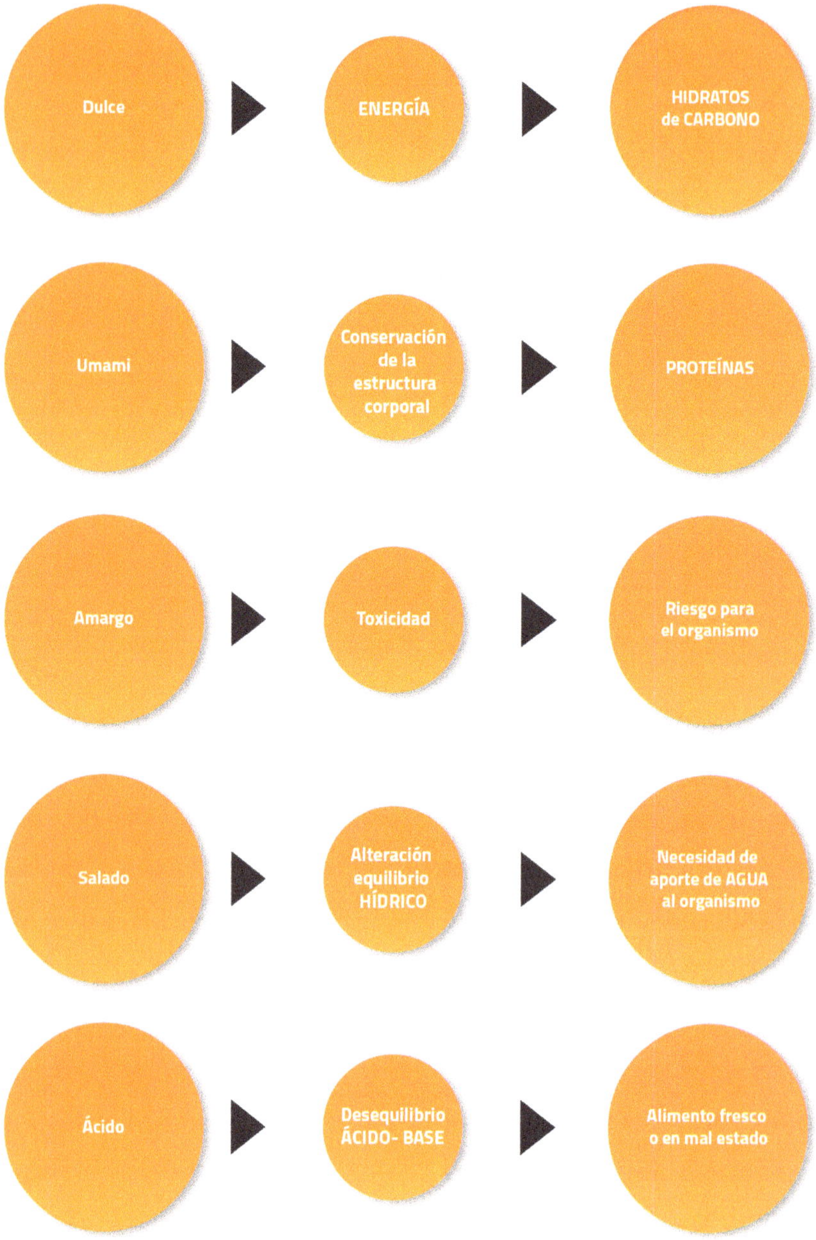

Figura 52. Significado de nuestro organismo en la detección de cada gusto.

A nivel científico, se estima que una persona adulta tiene un aproximado de 5 mil botones gustativos activos repartidos en distintas zonas. Mientras que un recién nacido tiene unos 10 mil, casi el doble.

Es más, **la capacidad de percepción del gusto es directamente proporcional a la cantidad de botones gustativos que tenemos activos.** De modo que, a más cantidad, más percepción gustativa.

Dicho de otra forma, **la capacidad gustativa de un bebé es mayor a la de una persona adulta.**

Este dato es muy revelador respecto a cómo evoluciona a la baja nuestra percepción gustativa durante el transcurso de nuestra vida. No por la edad en sí, sino por el estado de salud de nuestros órganos orales.

Además, es importante destacar que tampoco se pierde esta aptitud únicamente por el desgaste de los botones, sino que el origen puede ser muy diverso.

Cualquier factor que interrumpa la transferencia de información del gusto al cerebro, puede ocasionar problemas en este sentido. No solo de intensidad, sino también, de distorsión. **La disminución de secreción salival** es uno de los más importantes.

El efecto disolvente de la saliva sobre los alimentos durante la masticación facilita la penetración de sus sustancias químicas en los botones gustativos, principalmente en la fase inicial de la percepción del gusto.

La producción de saliva está directamente relacionada con la actividad de las glándulas salivales. Cualquier tipo de anomalía en su desempeño afecta directamente la cantidad y la calidad de la saliva que producimos.

Bajo mi punto de vista, tener una función gustativa óptima consiste en detectar a toda capacidad los sabores de la comida, y que se traduce en tener una buena calidad de vida. ¡Sinceramente no me imagino comer sin ser capaz de saborear!

En personas sanas, conservar la función gustativa a medida que pasan los años es relativamente sencillo, pero, precisamente por esto, requiere de altas dosis de constancia.

Todo aquello que es fácil de hacer, también es fácil de no hacer.

Construir desde pequeños y mantener en la fase adulta unos excelentes hábitos alimentarios, así como, una óptima higiene bucodental, son factores fundamentales para preservar nuestro sentido del gusto, el máximo tiempo posible.

Concretamente, tanto **lavar** en su totalidad la cavidad bucal[26] con las herramientas adecuadas[27], como la **ingesta** de alimentos que no sean de sabores extremos y bajo la temperatura adecuada, son acciones preventivas que **evitan el estrés de nuestras papilas.** Permitiendo que actúen de forma fluida (durante el momento de consumo) y que se mantengan intactas durante más años.

---

26 Dientes, lengua y paladar.
27 Pasta y cepillo de dientes, cepillo de lengua y enjuague bucal.

Confío en que estas sugerencias te sean de gran utilidad en tu proceso hacia la renovación sensorial.

Hasta ahora, hemos hablado principalmente de los factores orgánicos que afectan nuestra capacidad gustativa. Sin embargo, también existen factores físicos que influyen.

Uno de los más comunes es el recubrimiento de los botones gustativos con objetos extraños.

Por ejemplo, el hecho de llevar prótesis dentales fijadas al paladar blando disminuye la percepción gustativa (durante el tiempo que se lleva la prótesis). Debido a que, en esta zona bucal, también existen botones gustativos que, al estar cubiertos, quedan inhabilitados.

Una vez liberada la zona, pero, su actividad se recupera totalmente.

De acuerdo con la otorrinolaringología, **en todos aquellos casos en que las fibras nerviosas de los botones no han sido dañadas,** independientemente del origen, está comprobado que **el sentido del gusto se puede recuperar.** Incluso en caso de lesiones recurrentes o de larga duración.

Pero ¿Qué ocurre si las fibras nerviosas de un botón han sido dañadas?

En este caso, la sensibilidad se mantiene en función del grado de afectación siendo únicamente reversible siempre y cuando las dentritas que lo inervan hayan conseguido repararse previamente.

En este caso, el tiempo medio de regeneración en un adulto suele ser de **15 días** o proporcional a la velocidad de renovación celular del mismo. Aunque en niños, **el tiempo de regeneración es menor,** por estar en fase constante de crecimiento celular.

Asimismo, es importante saber que, de forma natural, el ciclo vital de las **dentritas** es de aproximadamente **10 días**[28]. Transcurrido este tiempo se van renovando.

¿Te ha ocurrido alguna vez que se te hinchen algunas papilas gustativas o que se te queme el paladar?

¡Qué incomodidad! ¿Verdad?

No te preocupes, ahora sabes que en la mayoría de las ocasiones es temporal.

Por lo contrario, en situaciones en que el daño ha sido irreparable en zonas localizadas, se ha descubierto que no afecta a la capacidad global de la percepción del gusto.

Según las últimas investigaciones realizadas por el UFCST[29], **cuando una zona concreta de la lengua ha sido dañada a nivel nervioso, las papilas gustativas de las zonas restantes compensan la disfunción,** intensificando su actividad sensitiva y, logrando que lo que percibimos sea equivalente al que tendríamos si todas las papilas estuvieran activas.

Increíble, ¿verdad?

Aun así, te animo a cuidarte al máximo. Conservar tu integridad sensorial es muy importante para convertir tus momentos de consumo en auténticas experiencias memorables.

---

28 *Farbman 1980, Hendricks, y cols 2004).*
29 University of Florida Center Smell & Taste: Centro de I nvestigación de la Universidad de Florida, especializado en la química del sabor y del olor, fundado en 1998.

b. Sistema de cableado principal:

1. Vías nerviosas:

1. 1. Gustativas:

En la lengua existen tres vías nerviosas que se ramifican en el interior de los botones gustativos. Cada una de ellas está conectada a un par craneal específico (VII, IX, X).

Como hemos visto en el capítulo anterior, la información del gusto viaja desde los botones gustativos, hasta la zona craneal correspondiente, para ser descifrada en forma de gustos o sensaciones.

Cada vía nerviosa cuenta con unas competencias únicas que se complementan durante la ingesta de alimentos.

Es decir, cuando estamos comiendo, mientras unas recogen la información específica de los gustos, las otras notifican al resto de los aspectos que completan la experiencia sensorial, como son: la temperatura, el tacto y la presión que ejerce la comida sobre la mucosa bucal.

Seguidamente, en el presente esquema, encontrarás toda esta información:

Nervio	Función principal	Localización		Zona cerebral
		Nervio	Lengua	
Vago	•Produce el reflejo de la tos, deglución y vómito. •Detección de gustos.	Agujero yugular (Epiglotis)	Tercio posterior (amígdala)	CN[30] X
Glosofaríngeo				CN IX
Facial, cuerda del tímpano o nervio de Wrinberg	•Recoge la información del gusto detectada en los 2/3 anteriores de la lengua y la transmite al cerebro. • Secreción glándulas salivares.	•Conductos: auditivo interno y facial. •Agujero estilo mastoideo.	2/3 anteriores	CN VII

1. 2. Somato sensitivas:

Aunque no forman parte del sistema nervioso gustativo, las vías nerviosas denominadas somato sensitivas son de gran relevancia en la experiencia sensorial, ya que proporcionan **sensibilidad** y **actividad motora** a los elementos que están implicados activamente en ella.

Así pues, las **fosas nasales, los dientes, el paladar, el tímpano y la zona ocular** reciben estímulos sensitivos del **tacto, temperatura y dolor** mediante estas vías. Concretamente por la actividad del **nervio trigémico** (V par craneal), constituido por tres

---

30 Nervio craneal.

ramas, cada una actúa sobre una parte concreta de la zona maxilofacial.

De forma que, durante el momento de consumo, nos capacita para percibir la información sobre la **textura** y la **temperatura** de los alimentos que estamos comiendo.

A parte, a nivel motor, este nervio es el encargado del **movimiento de la mandíbula,** importantísimo durante la fase de masticación.

En este caso, protegiéndonos frente al dolor que nos podría suponer la ingestión de un alimento con defectos de textura (por exceso de dureza) e ingerido a una temperatura imprudente (demasiado fría o caliente).

Una vez más, nuestra estructura corporal nos demuestra que es un artilugio de gran precisión, preparado para cualquier desafío.

Para concluir, observa la siguiente imagen. Te ayudará a localizar rápidamente las vías nerviosas gustativas y las somato sensitivas.

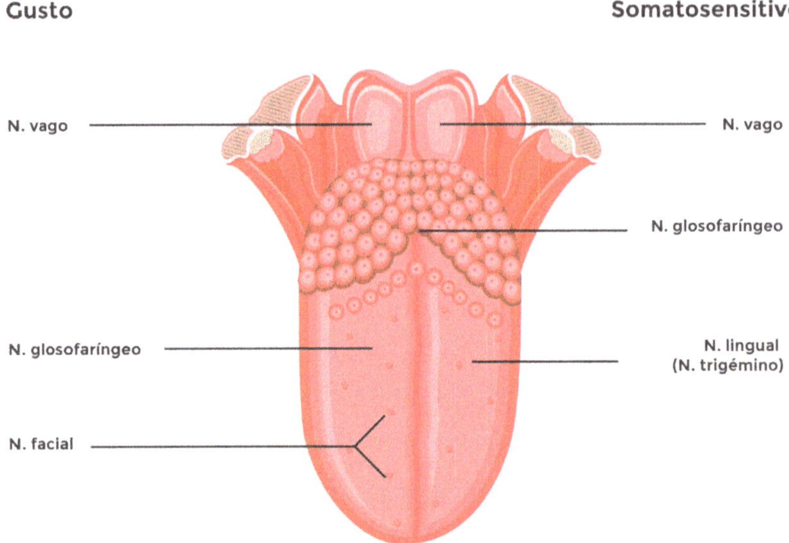

Figura 53. Vías nerviosas gustativas y somatosensitivas.

2. Venas y arterias:

La lengua, al igual que todos nuestros músculos, necesita oxígeno para hacer sus funciones. En consecuencia, está irrigada por la **vena** y la **arteria lingual** localizadas entre los **músculos hiogloso y geniogloso,** los cuales, con tal de alcanzar toda la extensión lingual, se ramifican.

c. Motor central: cerebro (zonas X, IX, VII)

El cerebro está dividido en **12 pares de nervios,** que nacen en el cráneo y se extienden hasta la cabeza y el cuello.

 ***Cada par craneal tiene unas funciones específicas de carácter motor y/o sensitivo.***

Para la sensibilidad gustativa, conforme al cuadro resumen del punto 1 (p.154), observamos que las zonas cerebrales implicadas son la de los pares craneales VII, IX y X.

La siguiente ilustración te servirá para localizar los pares craneales que intervienen en la experiencia sensorial y conectarlos a su vía nerviosa correspondiente.

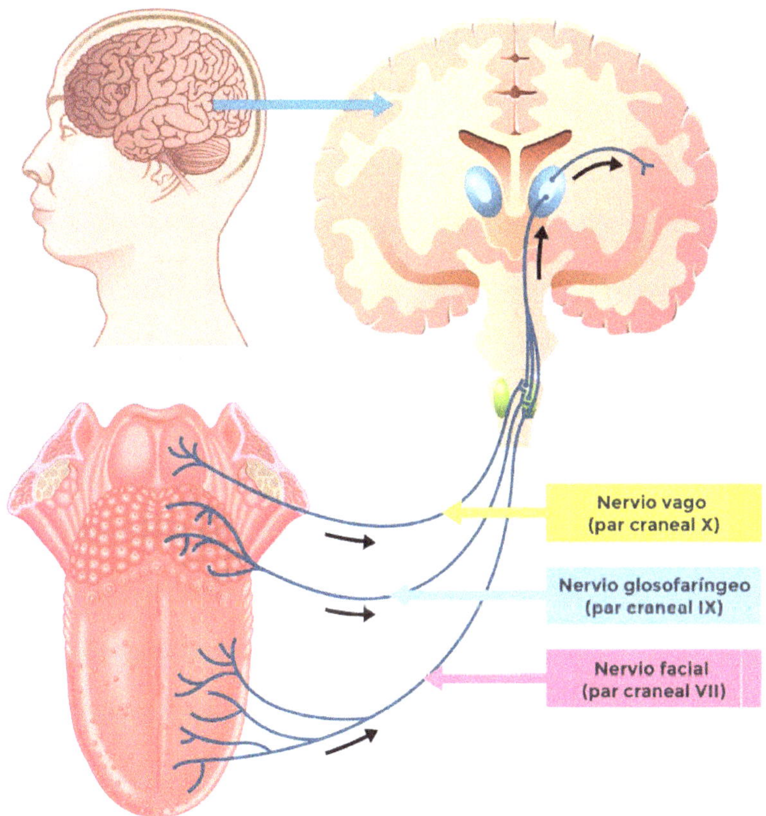

Figura 54. Pares craneales que intervienen en la experiencia sensorial.

3. 2. Cinco gustos para todo el mundo:

Como hemos podido comprobar a lo largo de este apasionante viaje, **el gusto es fácilmente confundible con el sabor.**

Para diferenciarlos, recuerda estos cuatro puntos:

1. El **gusto** aparece solamente cuando un alimento entra en contacto con la superficie lingual, siendo vehiculizado únicamente por la **lengua.**

2. El gusto es un integrante indispensable de la ecuación del sabor.

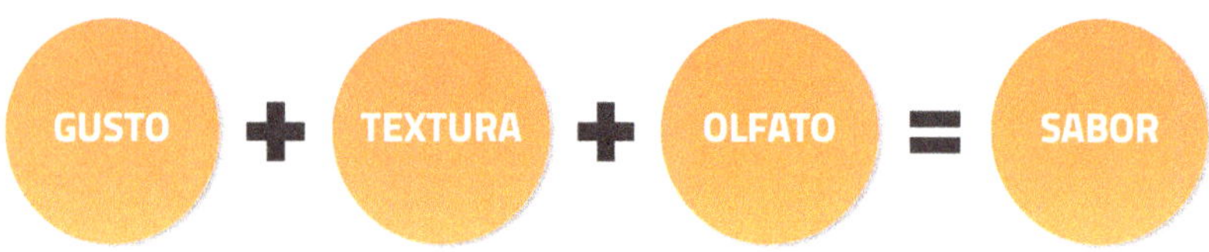

Figura 55. Componentes del sabor.

3. El sabor requiere de la actuación de los cinco sentidos.

4. **El sabor es la percepción global de aquello que estamos degustando.**

5. Asimismo, también hemos descubierto que a pesar de que la lengua tiene unas características fisiológicas únicas para todo ser humano, existe una brecha de diversidad morfológica entre individuos, derivada del factor genético y de cómo ha sido cuidada.

Es decir, a pesar de que **todas las personas tenemos una lengua que detecta cinco gustos, no existen dos lenguas idénticas.**

En términos del gusto, **todas las personas sanas,** sin excepción alguna, **somos capaces de detectar 5 gustos: dulce, salado, ácido, amargo y umami.**

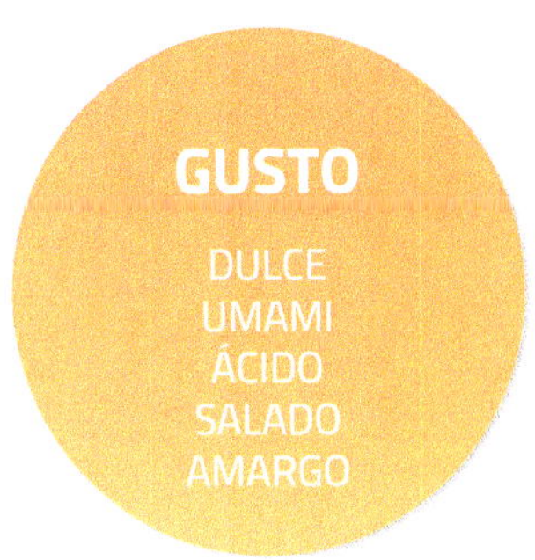

Figura 56. Los gustos básicos.

Aunque esto no significa que los detectemos de igual forma.

Pero **¿Cómo identificamos cada uno de los gustos?** ¿En qué se caracterizan? ¿Dónde se detecta cada uno con mayor intensidad?

Vamos a verlo...

En las próximas páginas te propongo un itinerario un tanto especial, con paradas en cada gusto que te sorprenderán y donde descubrirás la respuesta de cada una de estos interrogantes y más.

Antes de continuar, me gustaría hacer un paréntesis, para desmentir el gran mito que nos ha acompañado durante prácticamente todo el siglo XX y que todavía está latente en ciertas capas de nuestra sociedad sobre la localización de la percepción del gusto

3. 2. 1. El GRAN MITO del MAPA LINGUAL

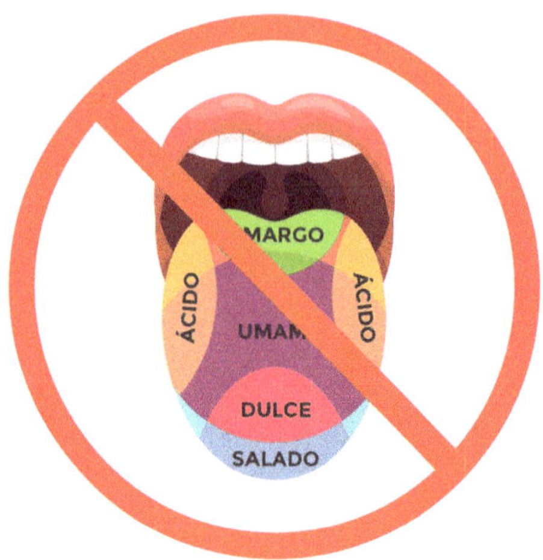

Figura 57. El mapa lingual.

Seguramente esta ilustración sobre el sentido del gusto, te ha parecido familiar. No es de extrañar, porque a todos de una forma u otra nos enseñaron que la lengua estaba dividida en distintas zonas, cada una de las cuales percibíamos un gusto concreto.

Este modelo educativo conocido como «mapa de la lengua», fue ideado por el científico alemán David Hänig en 1901, con el fin de representar de forma artística los resultados obtenidos de sus investigaciones acerca del umbral de detección del gusto en la superficie de la lengua.

Sin embargo, su interpretación fue divulgada de forma errónea, ya que, en vez de entenderse las zonas de la lengua marcadas por colores como umbrales de detección, se interpretaron como gustos.

Concretamente, en 1942, Edwin G. Boring, profesor de psicología de la universidad de Harvard, recuperó el gráfico de David Häning y reinterpretó sus resultados en forma de datos numéricos erróneos.

Esta nueva versión del «mapa de la lengua» se hizo muy popular y se extendió como modelo educativo.

A partir de 1961, varios científicos del gusto[31] demostraron que las células presentes en los botones de las **papilas fungiformes** eran capaces de detectar los **4 sabores,** considerados en aquel momento como **básicos** (dulce, salado, ácido y amargo).

Más tarde, en 1974 gracias al trabajo de la investigadora Virginia Collings de la Universidad de Pittsburg, *«Human taste response as a function of locus of stimulation on the tongue and soft palate»*, demostró que:

1. Se puede detectar cualquier gusto en cualquier zona de la lengua que contenga botones gustativos.

2. Tenemos receptores del gusto en zonas extras linguales, como en el paladar y la epiglotis.

Posteriormente, se demostró que la intensidad de la percepción sensorial varía en función de la sensibilidad de la zona bucal[32].

De forma que, aunque hoy día se continúa divulgando el mapa lingual en las escuelas, actualmente se hace de la forma correcta. Es decir, indicando el gusto más detectable en cada zona y especificando que en el resto también se perciben, pero en menor magnitud.

---

31 *Kimura y Beidler.*
32 *Kinnamon, SC 2000; Scott 2004.*

Por favor, si eres de los que al igual que yo creías que solo puedes detectar el gusto ácido en los laterales de la lengua, borra de tu mente todo lo que te enseñaron en la escuela, porque a continuación podrás comprobar fácilmente que nada es cómo te lo habían contado.

¡Vamos allá!

Te propongo un ejercicio muy sencillo que te servirá para desmitificar el «mapa de la lengua» que nos inculcaron de pequeños. Descubrirás por ti mismo, los resultados que obtuvo Virginia Collings en sus investigaciones.

Lo aplicaremos a la detección del gusto ácido, por lo que necesitarás:

a. Un vaso de vinagre destilado. (Cualquier tipo de vinagre funciona mientras que sea destilado (fuente de máxima pureza del sabor ácido).

b. Un poco de algodón.

c. Unas galletitas saladas.

d. Un poco de agua.

e. Un espejo de mano.

Una vez tengas preparado este material, los pasos a seguir son:

1. Prepara una pequeña cantidad de vinagre en un bol.

2. Sumerge el algodón en el vinagre.

3. Limpia tu paladar comiendo una galletita salada y bebiendo un poco de agua.

4. Abre la boca y saca la lengua.

5. Pasa el algodón con vinagre por la zona central de tu lengua (manteniendo la boca abierta y la lengua afuera)

6. Observa con el espejo de mano cómo reaccionan tus papilas gustativas y cómo percibes el gusto.

7. Repite el ejercicio 4 veces, una vez para cada zona de la lengua (laterales, parte posterior y punta) y otra, para la parte interior de las mejillas, des de el punto 3 al 6.

En la fase de observación con el espejo (punto 6) verás cómo crecen las papilas gustativas y cómo varia la percepción del gusto ácido en función de la zona de la lengua. Siendo, por un lado, más intensa la sensación ácida y por otro, más visibles las papilas, en aquellas zonas que hay más cantidad de receptores de este gusto.

Concretamente, al practicar con un producto ácido, verás que son las papilas de los laterales que se activan principalmente, pero que en el resto de la lengua también se origina la misma reacción en menor grado.

Si es que, en realidad, **¡todas las papilas gustativas presentes en nuestra lengua pueden percibir todos los gustos!** Y, además, ¡lo hacen a la vez! Pero **el más intenso en una zona inhibe a los otros.**

¿Cómo te ha ido con la puesta en práctica?

. . . .

El popular MAPA de la LENGUA es un mito.
En todas las zonas de la lengua podemos percibir todos
los gustos: umami, dulce, ácido, salado y amargo

En las siguientes líneas, por favor, describe tu experiencia.

· ·

· ·

· ·

· ·

· ·

· ·

· ·

· ·

· ·

· ·

· ·

· ·

· ·

· ·

· ·

Estaré enormemente agradecida de que la compartas conmigo escribiéndome en **saborealacomida@gmail.com**.

Todas las técnicas y conocimientos que conforman este manual están pensados para que puedas reconectarte con tu esencia de forma práctica. Es mi propósito contribuir a ello.

Mientras escribes, recuerda la importancia de reflexionar sobre lo que has sentido. Ya que cada vez que lo haces, es una nueva oportunidad para **escuchar, reconocer** y **descifrar** lo que te está diciendo tu cuerpo.

Piensa que, aunque no le prestemos atención, **nuestro cuerpo nos habla constantemente.** Su objetivo principal es preservar su bienestar y reconocer lo que le te conviene para conseguirlo. Muchas veces, pero, sus señales quedan evadidas por nuestro propio ruido mental. Es decir, por las interferencias que emite repetidamente nuestra mente.

Por ejemplo, hacer todo lo contrario a lo que te has propuesto o a lo que sabes que te hace bien, son claros indicadores de la existencia de cierto grado de discordancia entre cuerpo y mente.

Imagínate una conversación entre ellos dos, en la que la mente negocia con el cuerpo una situación y se proclama ganadora. En este caso, los dos han expuesto sus razones, pero la mente ha sometido al cuerpo a sus deseos. Cuando este tipo de situaciones son recurrentes, el cuerpo acaba enfermando.

Es por ello que, en las culturas ancestrales siempre se ha dicho que la mente es la fuente de todos los problemas desarrollados en el cuerpo.

A nivel cuotidiano, una de las situaciones más comunes es cuando te convences de comer algo que sabes que no te conviene y lo justificas con expresiones como: «es que he tenido un día muy duro…» «por un día, no pasa nada…» «como he ido al gimnasio, me merezco una recompensa…»

Y sin darte cuenta, aquella situación que en principio es puntual se convierte en recurrente y a medio o largo plazo repercute en tu salud de forma negativa.

En otras palabras, **nuestra salud depende de la calidad de nuestros pensamientos. Porque tal como pensamos, sentimos y actuamos en consonancia. Cada acción tiene un efecto determinado en nuestro organismo.**

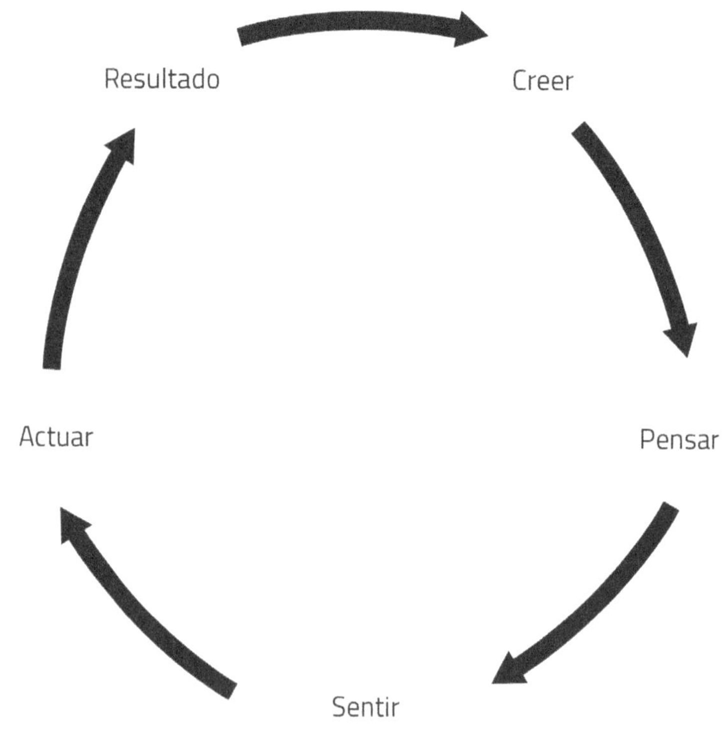

Figura 58. Ciclo del proceso causa- efecto

Por eso es importante que:

a. Te tomes el tiempo necesario para reflexionar sobre lo que te dice tu cuerpo a través de las señales que envía.

b. NO dejes que la mente someta a tu cuerpo a sus caprichos.

c. Cuides tu mente alimentándola con pensamientos de calidad.

Solo así contribuirás a que tu cuerpo consiga su objetivo; tener salud y bienestar de por vida.

3. 2. 2. Los gustos básicos

Al igual que nos han enseñado que el sistema solar está formado por un número concreto de planetas y astros, fruto del descubrimiento del ser humano, el sentido del gusto se conoce que está constituido por 5 gustos básicos. (Entendiendo el término *básico* como una sensación pura que aislada tiene unas características concretas).

La diversidad del universo gustativo, que encontramos en el mercado, es fruto de la infinidad de combinaciones desarrolladas de los 5 gustos.

Seguro que en multitud de ocasiones te ha sido difícil definir el perfil gustativo de un producto, por su complejidad.

¿A quién no le ha ocurrido alguna vez?

Y es que, puedes no saber a qué sabe, pero lo que sí tienes claro es: si es de tu agrado o no.

Bajo mi punto de vista, saber identificar si te gusta un producto o no, es lo que realmente importa, más que identificar su perfil gustativo.

Disfrutar del momento de consumo es primordial y decisivo para nuestro correcto desarrollo gustativo. Saber cuáles son tus preferencias personales es la base para ello.

Los 5 gustos básicos solo son identificables fácilmente cuando son los predominantes o únicos ingredientes de una elaboración.

Barb Stuckey[33] en su libro *«TASTE, suprising stories and science about why food tastes good»*, los representa bajo el concepto de una estrella, en donde cada gusto corresponde a una punta. De modo que, en función del predominio de cada uno, la punta es más larga o menos.

Asimismo, cuando las cinco puntas son iguales significa equilibrio.

Fue una revelación para mí descubrir esta forma tan innovadora y creativa de expresar la armonía entre los cinco gustos que debe tener una elaboración para que sepa bien.

No obstante, esto no significa que todos los gustos estén presentes en un mismo alimento.

De hecho, conseguirlo es algo extraordinario. Un reto admirable, que en contadas ocasiones a lo largo de la historia se ha alcanzado. Podríamos mencionar los ejemplos con los dedos de una mano.

La salsa kétchup de Heinz es uno de ellos. Categorizado como «el producto perfecto» por Malcolm Gladwell en su artículo «The kétchup Conundrum», publicado en 2004 por el New Yorker's Food Issue, por ser el único producto que con solo un bocado te permite experimentar los cinco gustos de forma ordenada y progresiva.

Según explica Gladwell, la percepción del gusto del kétchup Heinz empieza por la punta de la lengua, siendo dulce y salado al inicio, se expande lateralmente cediendo el protagonismo al gusto ácido y termina en la parte trasera

33 Experta en el desarrollo de alimentos y del sabor. Presidenta de Innovación en la empresa Mattson (California, EEUU).

de la lengua liberando un potente regusto umami y amargo antes de abandonar la cavidad bucal.

¿Te habías dado cuenta?

Este es el gran secreto que lo hace único. Ninguna otra marca ha conseguido hasta el momento reproducir este equilibrio gustativo transitorio como Heinz.

¡Fascinante!

Este es el motivo de que guste a todo el mundo, sea cual sea la edad, y que se haya convertido en la acompañante estrella de cualquier plato.

Actualmente, se afirma que existen solo cinco gustos básicos, porque son los que según la neurogastronomía el cerebro puede detectar. Aunque, investigaciones recientes apuntan a la posibilidad de un sexto gusto; **el graso.** Pero todavía está por definir si realmente se puede considerar un gusto, debido a que queda por confirmar si sigue la misma ruta de generación y de reconocimiento que los cinco gustos básicos.

3. 2. 2. 1. Dulce:

En 2001 se publicó el descubrimiento del gen[34] responsable asociado a la detección del gusto dulce. Aquél que activa las TCR de las papilas gustativas capaces de reconocer todo tipo de sustancias dulces.

Curiosamente, este hallazgo fue ampliamente estudiado simultáneamente por dos grupos de investigadores de las

---

34 T1R3

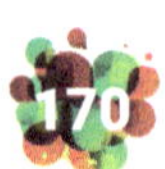

universidades de medicina de Harvard[35] y de Nueva York[36], obteniendo resultados complementarios y evidentes, a través de los cuales se demostró que **el gen responsable de la detección del gusto dulce es muy similar al del gusto amargo.**

De modo que cuando se expresan conjuntamente, son capaces de reconocer todo tipo de azúcares naturales (mono y disacáridos), así como artificiales (sacarina, acesulfame, ciclamato monosódico, polialcoholes (maltitol, xilitol…)).

Pero ¿Cuáles son las principales fuentes naturales de mono y disacáridos?

Bromatológicamente, los monos y disacáridos se encuentran clasificados dentro del grupo de los hidratos de carbono, cuya función principal es la **reserva energética.**

Químicamente son solubles en agua y están caracterizados por 1 (mono-) o 2 (di-) moléculas constituidas por la combinación de átomos de carbono, hidrógeno y oxígeno, unidos por enlaces.

La molécula o **unidad básica** de cualquier hidrato de carbono es un **monosacárido.**

La unión de varias unidades de monosacárido mediante enlaces genera los distintos tipos de hidratos de carbono que encontramos en los alimentos.

---

35 Equipo de investigación liderado por Linda Buck (doctora y científica. Premio Nobel en Fisiología o Medicina de 2004, tras el descubrimiento de los *receptores olfativos y la organización del sistema del olfato.*
36 Equipo de investigación liderado por Robert Margolskee (neurocientífico. Director del Centro Químico Sensitivo Monell Chemical Senses Center, profesor del Departamento de Neurociencia de la F acultad de M edicina Monte Sinaí (universidad de Nueva York) y cofundador de Redpoint Bio.

A nivel sensorial los **monosacáridos** son los que nos aportan más **intensidad de dulzor,** por ser moléculas libres.

 **El grado de dulzor de un alimento depende del tipo y de la concentración de monosacáridos que contenga.**

Es importante destacar que se generan de forma natural durante el proceso de envejecimiento del propio alimento. La maduración en frutas y verduras es un claro ejemplo de este fenómeno.

Una fruta o verdura verde contiene un índice muy bajo de azúcares simples, debido a que, al estar en fase de crecimiento, su prioridad es la de expandirse.

Por lo que, los hidratos de carbono que se generan son largas cadenas de monosacáridos, encargadas de dar estructura al vegetal. Motivo por el cual, a nivel organoléptico son muy pobres en dulzor y, de textura fibrosa y astringente.

A medida que la fruta madura, las cadenas largas de monosacáridos se acortan progresivamente, debido a la degradación de los enlaces que los unen entre sí. Aumentando progresivamente su concentración gracias a su liberación.

En consecuencia, el perfil de dulzor aumenta progresivamente hasta alcanzar el punto óptimo.

Una vez superado este estadio, la fruta sigue evolucionando hasta que se pudre.

Existen multitud de moléculas clasificadas como mono y disacáridos en la naturaleza.

Veamos algunos ejemplos de los más comunes en la siguiente representación:

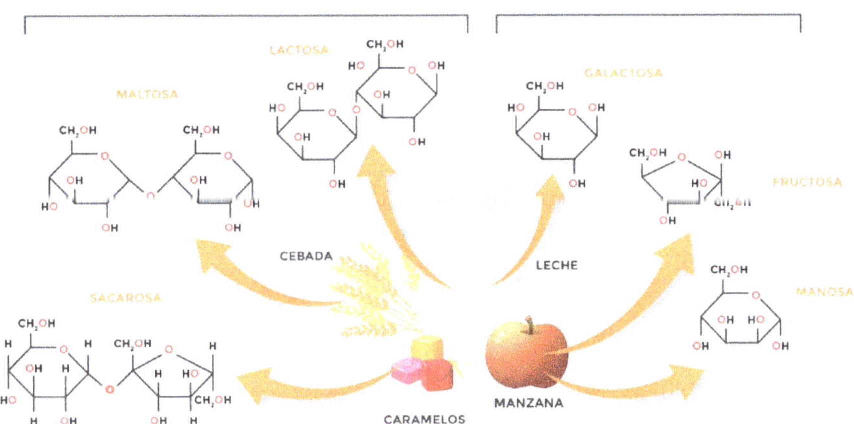

Figura 59. Fuentes y tipos de mono y disacáridos.

Como puedes comprobar están presentes tanto en alimentos de origen animal como vegetal.

En 2007, durante mi fase final universitaria, tuve la oportunidad de experimentar en primera persona el efecto de la maduración sobre los hidratos de carbono complejos.

Tanto mi base educativa en nutrición humana y dietética aplicada a la industria alimentaria, como mi interés por mejorar la diversidad del plan alimenticio de personas intolerantes a los azúcares simples presentes en la leche (galactosa y lactosa[37]), me empujaron a desarrollar mi tesis sobre el queso parmesano que, hasta el momento estaba clasificado por la medicina como «no apto» en este tipo de patología.

Desarrollé una metodología de extracción exclusiva para este tipo de producto, basada en la conocida técnica de

---

37 Disacárido formado por dos monosacáridos distintos; glucosa y galactosa.

«*Extracción en Fase Sólida*» o «*Solid Phase Extraction (SPE)*», a través de la cual obtuve un extracto puro de los azúcares simples presentes en el queso y que, después identifiqué mediante la técnica analítica cromatográfica en fase líquida (HPLC).

Entrando más en detalle, en el estudio comparé tres tipos de queso parmesano DOP[38] Parmigiano Reggiano, cada uno galardonado con un sello de calidad distinto según su período de maduración. Concretamente, las muestras sometidas al estudio eran de 18, 24 y 36 meses de maduración.

Los resultados fueron sorprendentes. La muestra sometida a 36 meses de maduración contenía glucosa y galactosa, pero no lactosa. En cambio, en las muestras maduradas 18 y 24 meses, se detectó presencia de lactosa, pero no de galactosa ni de glucosa.

Por lo que concluí que, **durante el proceso de maduración, la estructura química de los azúcares simples de la leche se transforma.**

La lactosa se descompone en sus dos monosacáridos (glucosa y galactosa), debido a que los enlaces que los unen se rompen y quedan libres. **En este caso, a partir del mes 19.** Hecho que convierte a **los quesos de 24 y 36 meses de maduración en aptos para el consumo en casos de intolerancia a la lactosa, pero no, en casos de intolerancia a la galactosa.**

Asimismo, aquellos quesos madurados un tiempo inferior o igual a 18 meses, no eran aptos en ambos casos de intolerancia.

---

38 Denominación de Origen Protegida.

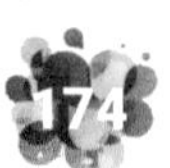

Además, complementé el estudio con una evaluación organoléptica exhaustiva en la que constaté cómo afectaba la maduración en las propiedades sensoriales del queso.

Efectivamente, se apreciaban diferencias significativas en los atributos de color, textura, aroma y gusto.

Observa la siguiente tabla. Se exponen las principales diferencias que detecté. La puedes utilizar como herramienta en tus próximas catas de queso para desarrollarlas con propiedad.

Básicamente, porque en ella encontrarás:

- Todos los parámetros clave a analizar.

- Un ejemplo del vocabulario técnico utilizado para describir el perfil sensorial de un queso.

Atributo	Queso Parmesano de 18 meses de maduración	Queso Parmesano de 24 meses de maduración	Queso parmesano de 36 meses de maduración
Color	Exterior: amarillo. Interior: amarillo ligeramente intenso.	Exterior: amarillo intenso. Interior: amarillo pálido.	Exterior: amarillo muy intenso. Interior: amarillo pálido.
Textura	Compacta, ligeramente dura y quebradiza al corte. Compacta y ligeramente cremosa en boca.	Granulosa, dura y fácilmente quebradiza al corte. Ligeramente arenosa en boca.	Muy granulosa, dura, quebradiza al corte. Muy arenosa en boca.
Gusto	Intenso y salado. Con notas lácteas cremosas.	Muy intenso y salado. Con notas a mantequilla fresca, fruta fresca y desecada.	Muy intenso y salado. Con notas picantes y a fruta desecada.
Olor/aroma	Lácteo fermentado.	Lácteo muy fermentado.	Lácteo muy fermentado.

Como puedes ver, **a más tiempo de maduración, tanto el color exterior como el perfil aromático gustativo se intensifica, y la textura se endurece.**

Sorprendente, ¿verdad?

Ahora, retomando nuestra atención en el gusto dulce, recuerdo con especial cariño, un proyecto que trabajé en mi primera fase profesional como «Research Manager» de productos del cacao (2011) donde tuve la posibilidad de testar infinidad de ingredientes con poder edulcorante a fin de reemplazar la sacarosa de la formulación; ingrediente básico mayoritario en el chocolate, coberturas sucedáneas y cremas de todo tipo (para untar, rellenar, decorar...) por su importante función: **aportar estructura, consistencia y sensación de dulzor caliente.**

El requerimiento de nuestros clientes, dedicados principalmente a la elaboración de bollería, era ni más ni menos, que mejorar la percepción del consumidor acerca de sus productos. De acuerdo con las recomendaciones de las principales organizaciones de salud comunitaria locales y mundiales.

Reducir al máximo, eliminar o sustituir el azúcar blanco (sacarosa), presente en casi todos los productos del mercado, con tal de no mencionarlo en la etiqueta, era el principal objetivo.

Me sorprendió no encontrar un sustitutivo 1:1[39] al azúcar blanco.

Entre la infinidad de edulcorantes que probé, algunos de ellos naturales y otros artificiales, detecté que cada uno aportaba unas propiedades sensoriales de dulzor, características del propio ingrediente.

39 Expresión técnica muy utilizada en investigación y desarrollo para definir un sustitutivo equivalente global.

Descubrí que los principales atributos sensoriales que diferenciaban las distintas propuestas, todas ellas formuladas con los mismos ingredientes (misma referencia y número de lote) a excepción del edulcorante y sometidas al mismo proceso, podían ser agrupados en tres:

a. Temperatura o grado de frescor.

b. Intensidad edulcorante.

c. Gusto predominante.

Los resultados fueron sorprendentes. ¡No había ninguna que supiera igual!

Del experimento extraje las siguientes conclusiones, que me sirvieron de base para futuros desarrollos:

- **Los edulcorantes artificiales intensivos aumentan la sensación de frescor en boca del producto.** Es decir, durante la degustación, percibes un enfriamiento gradual de toda la cavidad bucal, empezando por la lengua (primera toma de contacto con el producto) expandiéndose por el paladar y cara interna de las mejillas.

- La mayoría de los edulcorantes tienen la capacidad de desencadenar el gusto amargo y dulce a tiempos distintos. Siendo el dulce el primero en aparecer y el amargo el último, debido a tener genes receptores muy similares.

- Cada edulcorante posee un grado característico de dulzor. Incluso se aprecian diferencias de intensidad en el aporte de dulzor entre moléculas iguales extraídas de fuentes distintas (origen) o procesadas de forma divergente.

El ejemplo más significativo que pude experimentar fue al degustar una batería de muestras, preparadas todas ellas con sacarosa (igual molécula) pero obtenidas de distintos orígenes botánicos. En este caso, provenían de la remolacha azucarera[40] y de la caña.

Recuerdo bien en aquel entonces que se empezó a especular sobre una posible crisis económica en el sector de la remolacha que afectaría gravemente al sector azucarero y, de rebote, a toda la industria alimentaria.

En nuestro sector, la remolacha era la fuente principal de azúcar con la que habíamos trabajado siempre. Principalmente por sus óptimos resultados en la funcionalidad y el perfil organoléptico en producto final.

Sabíamos que cambiar el origen botánico del azúcar suponía cambiar nuestro estándar de sabor, pero a lo que más temíamos por encima de todo, era que no funcionara igual en las aplicaciones de nuestros clientes. Especialmente en aquellas más críticas, como un proceso de horneado.

> ***¿Sabías que el azúcar de caña, a diferencia del de remolacha, tiende a caramelizarse más rápido que el de remolacha durante el horneado?***

Efectivamente. La estructura del azúcar de remolacha es más dura y termorresistente, hecho que provoca que se deshaga más lentamente durante la cocción.

Asimismo, cuando se enfría, tarda más tiempo en cristalizar, lo cual provoca que los cristales sean más grandes e irregulares, dando más crujencia al producto final.

---

40 *Beta vulgaris vulgaris var. Altissima*

En global, estas pruebas de homologación fueron un gran reto que me aportó nuevas responsabilidades y, en efecto, crecimiento, tanto personal como profesional.

Nunca hubiera pensado que el origen del azúcar podía tener una afectación tan significativa en un producto.

Más allá de la funcionalidad, a nivel olfato gustativo también evidenciamos ciertas diferencias.

Mientras que en el azúcar de caña apreciamos un perfil dulce afrutado, en el de remolacha distinguimos notas tostadas y oxidadas.

Dando, este último, una sensación en boca más cálida.

Estos atributos pueden variar en función de la zona geográfica de cultivo (concentración de nutrientes en el suelo) y del procesado (refinado o no).

Bien, ha llegado el momento de poner tu sentido del gusto en práctica.

1. Identificar las notas olfato gustativo y sensación en boca que te aporta un edulcorante natural versus uno artificial.

2. Localizar la zona de tu lengua que se mantiene más activa durante el proceso de degustación.

Realizaremos esta práctica en base a una crema de cacao untable para minimizar los efectos secundarios laxativos de los edulcorantes artificiales tomados en directo.

Para ello, busca en tu supermercado de confianza una crema de cacao elaborada con azúcar que disponga de su homólogo «sin azúcares añadidos» o «con edulcorantes».

Esta declaración la encontrarás incluida en la parte frontal o trasera de la etiqueta formando parte de descripción del producto o del listado de ingredientes.

Una vez tengas el producto, deberás haber estado un mínimo de 60 minutos sin haber comido o bebido nada excepto agua.

▷▷▷ Es importante asegurar que la cavidad oral está totalmente limpia. Especialmente la lengua.

Abre los dos productos y homogenízalos con una cucharilla, en caso de que el aceite haya decantado. Es decir, si ves una capa superficial de aceite separada de la parte cremosa, es cuando debes hacerlo.

▷▷▷ Es importante que los ingredientes estén correctamente mezclados para garantizar que independientemente del lugar que cojas la muestra, percibas siempre el producto de igual forma.

Una vez preparado/a, coge una cucharadilla del producto elaborado con azúcar e introdúce lo en la boca.

Remueve el producto por todas las zonas de tu cavidad bucal sin tragártelo y con la nariz tapada (tal como aprendiste en el apartado de diferenciación entre gusto y aroma) hasta que no te quede ni un hueco sin crema.

Mantén tu nariz tapada y respira por la boca mientras remueves la crema con la lengua por toda la cavidad bucal.

Una vez tengas toda la boca impregnada de crema, focalízate en las tres sensaciones primarias del dulce que te aporta.

Para ello, te sugiero que te hagas preguntas. Es un método que a mí personalmente me funciona muy bien, porque me obliga a pensar sobre lo que estoy experimentando.

Para el dulzor, las principales preguntas que me suelo hacer son:

a. ¿Qué cambio de temperatura noto en la boca? ¿Frescor o calor?

b. ¿Me resulta molesto el grado de dulzor del producto? O por lo contrario ¿Me resulta insuficiente?

c. ¿A parte del gusto dulce inicial, el producto me deja notas metálicas o amargas en boca?

Una vez identificados estos aspectos, ya puedes destaparte la nariz y saborear el sobrante de crema que te haya podido quedar en boca.

Verás cómo en seguida estas sensaciones estrictamente gustativas son complementadas por los aromas detectados por nuestro sentido del olfato.

Por cierto ¿Qué zona de la lengua te ha quedado activa después de que se disolviera totalmente la crema?

A efectos prácticos, la zona de la **punta** es en la que todavía tendrías que notar actividad. Debido a que es donde se concentran más TCR del gusto dulce.

Incluso en casos de alimentos con altos contendidos en azúcar puedes llegar a notar una sensación de quemazón temporal.

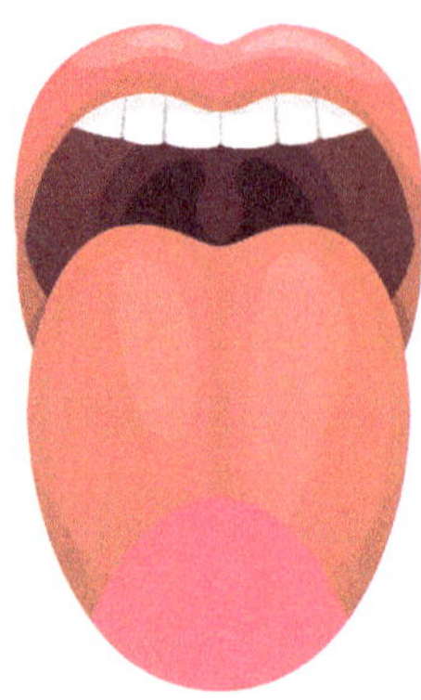

Figura 60. Localización del gusto dulce.

Antes de repetir este proceso con la versión «sin azúcares añadidos» o «con edulcorantes», te aconsejo que bebas un sorbito de agua para limpiar tu boca.

Eso sí, para que los resultados sean comparables, intenta que la cantida a degustar, sea la misma en ambos casos.

Destina este espacio para anotar las sensaciones olfato-gustativas que has experimentado con cada producto:

a. Crema untable con azúcar:

. . . .

. . . .

. . . .

. . . .

. . . .

. . . .

b. Crema untable «sin azúcares añadidos» o «con edulcorantes»:

. . . .

. . . .

. . . .

. . . .

. . . .

. . . .

Gracias por compartir conmigo tus resultados en **saborealacomida@gmail.com**. ¡Me encantará saber tu experiencia!

3. 2. 2. 2. Ácido

¡Qué locura el efecto que te deja el gusto ácido en la boca! ¡Me chifla!

Un huracán de sensaciones que desemboca en un combo de microgestos faciales inevitables de contener.

La mejor manera de experimentar sus efectos de forma instantánea es tomándote un jugo de limón natural recién exprimido o una manzana totalmente verde. Nada más. ¡Pruébalo!

Verás cómo, entre otras cosas, te cuesta mantener los ojos abiertos y canalizar toda la sensación de frescor en la boca, siendo inevitable gritar, cuando inspiras, ¡ssshhhh!

Y, cuando expiras, ¡aaahhhh…! Mientras el aire pasa entre tus dientes.

Y es que, **el gusto ácido es muy placentero a corto plazo, pero muy incómodo a largo plazo.**

Es muy difícil de mantener las impresiones que nos aporta, las cuáles dependiendo del umbral de la persona, pueden llegar a ser dolorosas.

Principalmente, porque, el límite que separa lo agradable de lo desagradable es extremadamente estrecho.

Pero ¿Dónde lo encontramos?

El origen natural del gusto ácido que percibimos a través de los alimentos son los hidrogeniones presentes en los ácidos orgánicos contenidos en el propio alimento. De forma que, en función de su concentración, el gusto será más o menos intenso.

Así pues, a más concentración, más ácido será el gusto del alimento en cuestión:

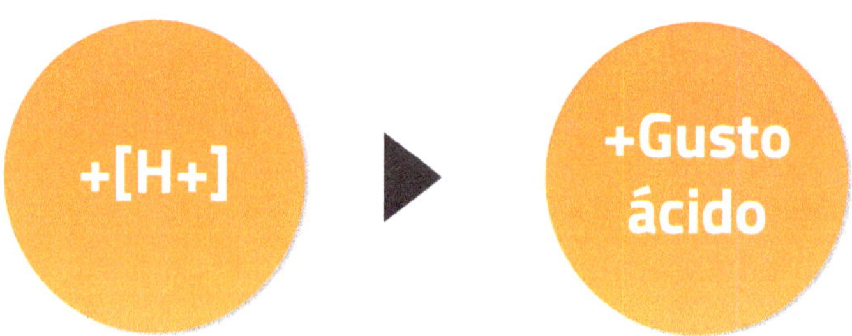

Figura 61. Efecto de la concentración de hidrogeniones.

En la naturaleza, los alimentos principales que nos proporcionan este gusto son: las **frutas** (cítricos), las **verduras** y los **lácteos fermentados.**

Aunque, también es común añadir ácidos orgánicos de forma intencionada en los productos productos (aditivos).

A nivel bioquímico, **la transducción del gusto ácido,** al igual que la del salado, **se desarrolla mediante canales iónicos.**

Concretamente, cuando comemos, la percepción del gusto ácido ocurre cuando los iones de hidrógeno entran en la célula gustativa. Pero ¿Cómo lo hacen?

El mecanismo de transmisión de los iones de hidrógeno desde la superficie de la lengua hasta el interior de las células gustativas funciona por **diferencias de presión** y **carga iónica.** No por receptores químicos, como en el caso del dulce, amargo o el umami.

De manera que, cuando se acumula una gran cantidad de iones de hidrógeno en el exterior de la célula gustativa, esta los deja entrar a través de unos canales específicos. Una vez dentro, la presencia de iones de hidrogeno provoca la liberación de iones de potasio, los cuáles incitan a la célula gustativa a informar a las neuronas gustativas, que posteriormente trasladaran la información del gusto ácido al cerebro, para que la podamos percibir.

A nivel sensorial, **el gusto ácido nos indica dos cosas** totalmente opuestas, en función del producto que se trate. O bien que es fresco[41], o, por lo contrario, que se ha echado a perder[42].

¿Y a nivel culinario? ¿Qué nos aporta el gusto ácido?

Añadir un toque de ácido en una receta como aderezo, en forma de zumo de limón o chorrito de vinagre, nos aporta frescor y **mejora la digestibilidad del plato.** Especialmente ayuda a contrarrestar la pesadez de aquellas consistentes

---

41 Frutas: limón, naranja, lima, piña…
42 Leche, nata, conservas de verduras…

preparaciones ricas en grasas y proteínas, como pueden ser los guisos.

Además, también es un gran aliado para ayudar a digerir vegetales crudos de naturaleza fibrosa, como pueden ser una lechuga o unas espinacas... Ya que ejerce un ligero efecto de degradación sobre ellos.

Así que ¿Todo son ventajas?

¡En absoluto!

Ahora, **el secreto está en la dosis.**

Un exceso de ácido en la dieta puede provocar problemas digestivos y dentales, entre otros.

3. 2. 2. 3. Salado

Los iones positivos o cationes presentes en las sales ionizadas que contienen los alimentos son los encargados de dotarlos del gusto salado.

El **cloruro sódico** (NaCl) es la sal más común que encontramos en nuestro entorno, pero no la única.

Los iones de sodio (Na⁺) son los responsables de la percepción del gusto, de forma que, **a más concentración, más intensidad.**

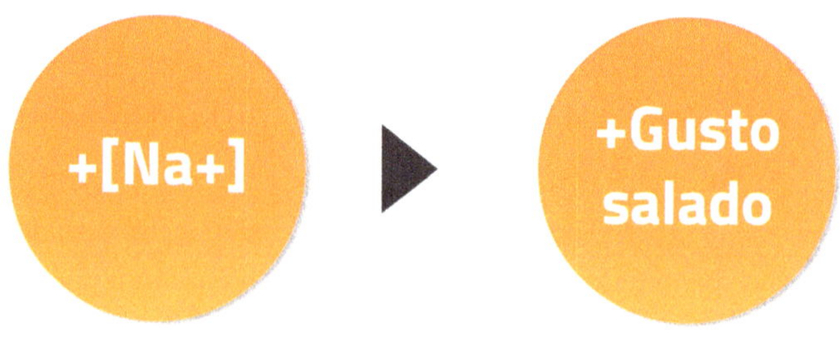

Figura 62. Efecto de la concentración de iones de sodio.

A nivel orgánico, **la sal es un oligoelemento crucial para el correcto funcionamiento de nuestro cuerpo.** Pues la necesitamos en pequeñas cantidades para vivir, pero a la vez, su presencia en exceso es perjudicial.

Por este motivo, lo adquirimos de fuentes externas, como son los alimentos y el agua. Siendo como aderezo, la forma más habitual de comercialización.

Pero, ¿por qué añadimos sal a los alimentos si el cuerpo la necesita en cantidades mínimas y los alimentos ya la llevan incorporada de serie?

Básicamente la explicación reside en las funciones que aporta a los productos, las cuales, aunque puede variar en función del alimento, se pueden resumir en dos:

1. Efecto conservante: la sal en altas concentraciones evita el crecimiento microbiano. Históricamente ha sido el conservante por excelencia.

2. Potenciador del sabor: tiene la capacidad de resaltar cualquier nota gustativa presente en una elaboración.

Pero también, por ser un recurso de fácil disponibilidad en cantidades industriales y económico. Pues se extrae principalmente del mar; recurso natural teóricamente inagotable.

De aquí que, a lo largo de la historia, haya sido el ingrediente más utilizado en la preparación de alimentos y que, en la actualidad, aún lo sea.

En definitiva, la **sal** al igual que el **azúcar** es **omnipresente.** La encontramos en todas partes, aunque no la veamos declarada en el listado de ingredientes.

En realidad, en muchos casos, no haría falta condimentar nuestros platos añadiendo sal, pues los alimentos y el agua la contienen de forma natural.

Por esta razón y por el hecho de que **nuestro cuerpo no tiene capacidad de eliminar los excesos de sal,** este ingrediente es uno de los más controvertidos a nivel de salud. Siendo consecuentemente, un elemento legalmente regulado.

Esto lo podrás comprobar si observas la etiqueta de cualquier producto alimentario, donde aparece juntamente con los otros nutrientes de obligada declaración[43] en la tabla nutricional (habitualmente situada en la parte posterior).

Antes de avanzar, tengo una curiosidad que contarte.

¿Sabías que las elaboraciones servidas durante los viajes en avión contienen cantidades estratosféricas de sal?

Sorprendente ¿Verdad?

La intención principal de esta estrategia utilizada por el catering de las compañías aéreas no es más que el viajante pueda disfrutar de la comida, de igual forma que si estuviera en tierra. Es decir, que note la misma intensidad de gustos.

¿Y por qué no se perciben de igual forma los gustos en un avión? Te preguntarás.

La principal razón reside en el sentido del olfato.

Cuando subimos a un avión, el olfato retronasal involucrado en la percepción del gusto, se ve alterado principalmente

---

43 Reglamento (UE) nº1169/2011 del Parlamento Europeo y del Consejo, de 25 de octubre de 2011, sobre la información alimentaria facilitada al consumidor.

por los siguientes factores ambientales del interior del habitáculo: sequedad, baja presión y ruido, los cuales provocan una **disminución** tanto en la **producción de saliva,** como en la **sensibilidad** de las papilas gustativas.

A pesar de ello, no todos los gustos se ven afectados por igual. Solo los más sutiles como el **salado** y el **dulce,** se ven afectados negativamente. Concretamente, su percepción **disminuye en un 20 a 30%.** Todo lo contrario, a aquellos gustos más potentes de por sí, como son el **amargo** y el **ácido.**

Interesante ¿verdad?

Continuemos....

A nivel bioquímico, cuando comemos, la percepción del gusto salado ocurre cuando los iones de sodio entran en la célula gustativa. Pero ¿Cómo lo hacen?

El mecanismo de transmisión de los iones de sodio desde la superficie de la lengua hasta el interior de las células gustativas funciona por diferencias de presión y carga iónica. No por receptores químicos, como en el caso del dulce, amargo o el umami.

De manera que, cuando se acumula una gran cantidad de iones de sodio en el exterior de la célula gustativa, esta los deja entrar a través de unos canales específicos (ENaC[44]). Una vez dentro, la presencia de iones de sodio provoca la liberación de cationes cálcicos, los cuáles incitan a la célula gustativa a informar a las neuronas gustativas, que, posteriormente, trasladaran la información del gusto salado al cerebro, para que la podamos percibir.

44 Canal epitelial de sodio sensible a la amilorida.

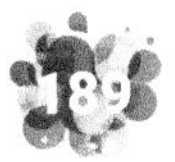

3. 2. 2. 4. Amargo

Las **sustancias amargas,** al igual que las dulces, son de carácter orgánico y se encuentran mayoritariamente en los **vegetales.** Su estructura química se denomina alcaloide.

Se estima que aproximadamente **el 10% de las especies del reino vegetal producen este tipo de sustancias como mecanismo de defensa** frente a los depredadores.

Concretamente, los alcaloides son el resultado del proceso metabólico de los aminoácidos presentes en los vegetales, aunque también pueden sintetizarlos las bacterias y algunos animales.

En los vegetales, en función de la especie, se pueden localizar en: la raíz, el tallo o las hojas.

¿Te gustan los alimentos amargos? o más bien, ¿los toleras porque te has acostumbrado a ellos?

Instintivamente, **el cuerpo humano huye de las sustancias amargas,** como método de protección ante el envenenamiento, puesto que, este es el gusto característico de la mayoría de las sustancias tóxicas.

Sin embargo, es curioso que las bebidas más populares a nivel mundial sean amargas. ¿Verdad?

La cerveza, el café, el cacao… Todas ellas se caracterizan por su amargura. Tal como describen los expertos: «con un poco basta».

Un toque de amargo aporta carácter y hedonismo al producto, pero un exceso lo transforma en repulsivo.

¡Absolutamente!

Lo he experimentado en multitud de ocasiones, tanto en positivo como en negativo.

Sin ir más lejos, en una de mis últimas experiencias con el gusto amargo tuve la oportunidad de experimentar su cara más oscura; la sensación de asfixia y el intento de vómito.

Instantáneamente después de catar una muestra de croissant de gusto extremadamente amargo, empecé a notar como mi garganta se estrechaba para impedir el paso de aquel bocado, provocándome a la vez, arcadas que acabaron con la devolución al exterior del contenido de mi boca.

¿Te ha ocurrido alguna vez?

La verdad es que no es una experiencia nada agradable, pero, sí, muy significativa, ya que pone a prueba la habilidad innata de tu cuerpo al reconocimiento de sustancias tóxicas.

Afortunadamente, no todo lo que nos aporta el amargo es negativo. También tiene su cara positiva, porque son muchas las sustancias amargas en las que se ha comprobado sus efectos beneficiosos frente a ciertas afecciones.

En nuestra día a día, podemos encontrar algunos ejemplos de ello. Productos cotidianos como: el café, el cacao, el té, la pimienta, el regaliz, la cúrcuma, el jengibre, el vino... Está comprobado que, más allá de su amargura, nos aportan **beneficios en nuestra salud y bienestar.**

Descúbrelos en la siguiente representación.

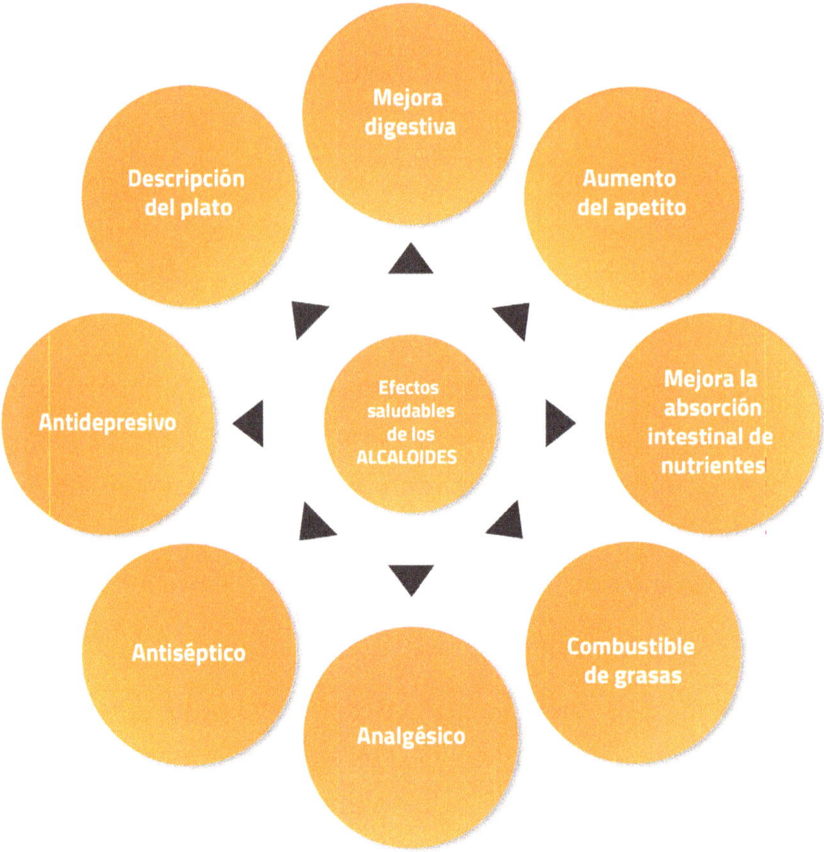

Figura 63. Efectos saludables de los alcaloides.

Además, como veremos en el próximo capítulo, en el ámbito sensorial, **las sustancias amargas son una herramienta esencial orientativa,** aunque no absoluta, **de determinación del tipo de catador que eres.**

Entrando más en detalle, a nivel bioquímico, el mecanismo a través del cual se genera el gusto amargo es muy similar al de los gustos dulces y umami. Los tres funcionan mediante receptores químicos. Lo que les diferencia entre ellos es el tipo de receptor.

En el caso del gusto amargo, el receptor está configurado por una secuencia de **80 genes** denominada **T2Rs**[45], el cual se activa cuando detecta la presencia de sustancias amargas y cataliza la activación de la **gustducina**[46] (presente en el interior de las células gustativas).

A partir de este punto, se desencadena una compleja cascada de reacciones que provoca que la célula receptora envíe al cerebro información sobre el estímulo amargo.

> **¿Sabías que en las vías respiratorias también tenemos receptores del gusto amargo?**

Así lo afirman las últimas investigaciones, cuyos resultados han revelado que los receptores **T2Rs** también se localizan en las **vías respiratorias superiores** y que ejercen la misma función protectora que los presentes en las células gustativas frente a sustancias amargas.

¡Qué gran revelación!

Cuando conocí este hallazgo, entendí a la perfección la respuesta inmunitaria que tuvo mi organismo ante aquel bocado incomible de croissant.

¡Ah! Una consideración más.

> La respuesta inmunitaria de nuestro organismo frente a las sustancias amargas depende directamente del **tipo de alcaloide** y de la **dosis** ingerida.

---

45 Charles Zuker, Jayaram Chandrashekar y Cols, Instituto Médico Howard Highes (HHMI) de la Universidad de California, 2000).
46 Proteína G formada por tres subunidades (**α**, **β**, **γ**).

3. 2. 2. 5. Umami

Recuerdo cuando estudiaba en la universidad que todavía no se hablaba del concepto **«umami»** o al menos no de esta forma.

La primera vez que escuché este término, me sorprendió gratamente su significado, pues descubrí que se trataba de mi querido **«gusto metálico»** o **«sabor a carne»** que tanto adoraba y continúo adorando. ¡Me encanta!

Y es que en realidad, es a lo que sabe el umami. Pues es el gusto del **aminoácido glutamato monosódico** que conforman las **proteínas** tanto de los **vegetales,** como de los **animales** y, que aparece cuando se desnaturalizan, o dicho de otra forma, **cuando se descomponen.**

Seguro que lo tienes en mente. Esa sensación en boca que te hace salivar más de la cuenta y que te deja cubierta la lengua de una textura astringente, como si de una alpargata se tratase.

¡Inconfundible!

Totalmente distinto a los cuatro gustos básicos restantes.

Para mí, una auténtica experiencia umami la relaciono con las gambas rojas. Esa explosión de sabor infinitamente deliciosa que te proporciona el jugo de su testa y te deja extasiado/a. ¡Alucinante!

Para experimentarlo solo tienes que comerte un bocado de cualquier tipo de fuente proteica sin condimentar.

A nivel histórico, su descubrimiento no fue gracias a la carne, sino a través de un alga; el alga kombu.

Como en muchos otros casos en la historia, el hallazgo ocurrió de forma inesperada.

Concretamente, el descubrimiento del gusto umami se produjo en Japón en 1908, mientras el profesor Kimunae Ikeda disfrutaba de un tazón de caldo de algas llamado «kombu dashi», elaborado a partir del alga kombu, setas y escatas de sardinas o de bonito desecado.

Mientras comía, detectó un gusto distinto a los cuatro a los cuatro básicos conocidos hasta entonces (dulce, salado, ácido y amargo). Se trataba de un **gusto salado diferente,** el cual potenciaba el resto y al que terminó denominando «umami».

La palabra japonesa umami significa sabroso. Pues realmente aporta un extra de sabor en la comida.

Pero ¿Cuál es el origen de este gusto tan peculiar?

Kimunae Ikeda a través de sus investigaciones descubrió que, la molécula causante de este extraordinario gusto, es el glutamato monosódico; un aminoácido presente en las proteínas animales y vegetales de la mayoría de alimentos de consumo cotidiano. Así que decidió patentarla. Por lo que un año más tarde, en 1909, se empezó a comercializar bajo la marca Aji-No-Moto, cuyo nombre significa «la esencia del sabor».

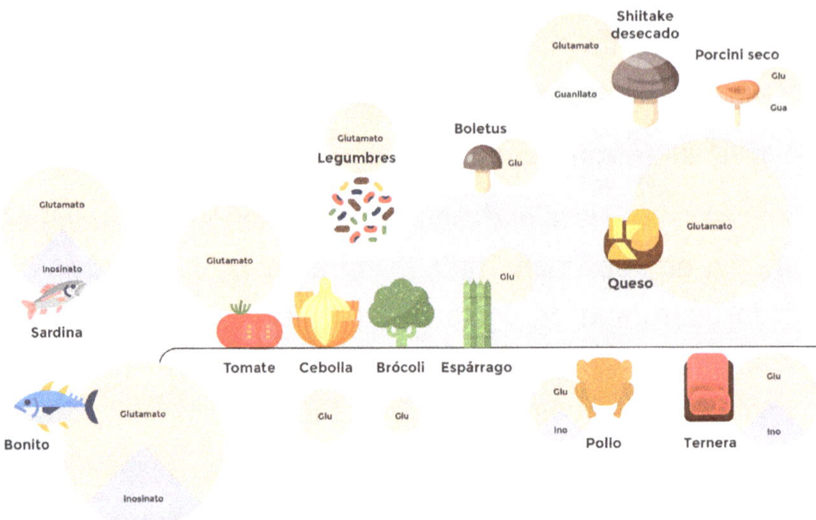

Figura 64. Fuentes naturales del gusto umami.

Originariamente, el umami se fabricaba a partir de **proteínas vegetales,** pero actualmente, gracias a la biotecnología, se obtiene a través de la **fermentación bacteriana de melazas.**

En Japón, las investigaciones en torno al umami siguieron durante todo el siglo XX.

Años después de su descubrimiento, se identificaron 2 nuevos compuestos: los **inositatos** y los **guanilatos.** Presentes en productos desecados típicos de la cocina asiática, como son: el **bonito** y las **setas shiitake.** Cuyo gusto potencia y modula el sabor del glutamato, haciendo aún más apetitosas las elaboraciones que los contienen.

Tan es así, que su uso y comercialización acabó traspasando fronteras hasta extenderse por todo el mundo y llegar a ser uno de los ingredientes más utilizados en la industria alimentaria.

Básicamente en este sector, estos tres compuestos están clasificados como aditivos alimentarios dentro de la categoría «potenciadores del sabor». Su declaración como ingrediente en la etiqueta del producto que los contiene es de obligado cumplimiento, de acuerdo con la legislación vigente.

Pero ¿Cómo y dónde podemos identificarlos?

Al tratarse de aditivos, es decir, ingredientes sin valor nutricional añadidos en la receta del producto de forma intencionada y con funcionalidad, en este caso potenciar el sabor, son de fácil identificación en el listado de ingredientes, por su número E-[47].

Entrando en el ámbito sensorial, reconocemos el gusto umami porque: **se extiende** por toda la boca, **permanece más tiempo** que los otros gustos y proporciona una **sensación deliciosa.**

En nuestro organismo, se expresa dejando huella en mediante la evocación de los siguientes efectos:

- Aumento de salivación.

- Sensación de llenado.

- Equilibrio gustativo.

- Tener la lengua cubierta de una capa metálica, salada y astringente.

---

47 E 631 (inositato disódico), E 627 (guanilato disódico) y E 621 (glutamato monosódico).

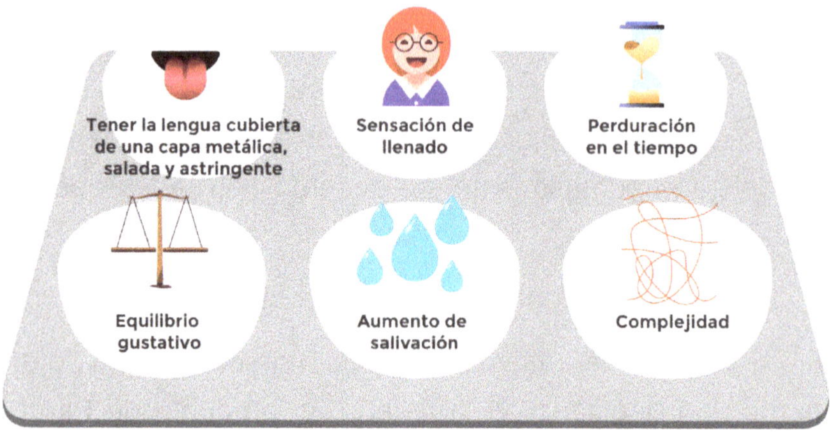

Figura 65. Efectos del gusto umami en la cavidad bucal.

En definitiva, por este motivo está considerado el gusto más complejo de todos. Tan es así que, a nivel científico, saber y entender su mecanismo de desarrollo ha supuesto un reto grandioso, cuya revelación es relativamente reciente.

Justamente, se concluyó entre los años 1996 y 2002 de la mano de los investigadores Chaudhari y Lindemann, quienes hallaron el receptor **mGluR4,** el cuál reconoce los aminoácidos de los alimentos, encargándose de la transducción de su gusto (cuyo mecanismo es similar al del dulce y del amargo).

3. 3. INDIVIDUALIDAD GUSTATIVA: tu sello personal...

Toda persona es una pieza única en el universo. No existe ninguna exactamente igual que otra, aunque en ocasiones pueda parecerlo. No te dejes engañar, somos singulares.

De igual manera pasa con cualquier producto. A pesar de los grandes esfuerzos de los fabricantes para obtener regularidad en su producción, siempre aparecen desfases detectables a ojos del experto. Especialmente en aquellos elaborados con materias primas naturales, procesos manuales o semi automáticos. De aquí la importancia de aplicar controles de calidad.

Es más, entre competidores directos de un mismo tipo de producto, hacer un contratipo o lo que es lo mismo, copiar un producto de un competidor, es misión (casi) imposible. Aunque se utilicen las mismas fórmulas y procesos, siempre se aprecian sutiles diferencias. Mi experiencia me lo ha corroborado una y otra vez.

En uno de mis primeros proyectos contratipo (aquellos en que el cliente necesita un o más proveedores alternativos al habitual de su producto) invertí más del triple de horas de lo habitual en el desarrollo.

El requerimiento consistía en crear una crema de cacao con avellanas para un cliente industrial que fabricaba napolitanas rellenas.

Fue muy retador, porque la mimetización era doble: **organoléptica y funcional.**

A nivel funcional el producto debía salir airoso de procesos industriales continuos, considerados altamente agresivos para este tipo de producto, como son la extrusión, la ultracongelación y el horneado.

Replicar el perfil organoléptico también tenía lo suyo… Procurar que el cliente percibiera el producto como el de la competencia, sin notar diferencias en ningún atributo era prácticamente imposible, por todas las variables antes mencionadas.

En definitiva, después de tener mil y una desaprobaciones por parte del cliente, al final, hubo una propuesta que le encajó. No era exactamente igual, pero le gustó.

Desde entonces aprendí que, aunque cada marca tenga su sello, todas tienen su lugar en este mundo.

Cuando recuerdo este tipo de experiencias me es inevitable reflexionar sobre el funcionamiento de la vida, el cual se basa en la acción de dar. Dar lo mejor de nosotros mismos. Hacer las cosas con propósito.

Walt Disney dijo una vez, *«hagas lo que hagas, hazlo tan bien que la gente tenga ganas de repetir y de recomendarlo a los suyos»*.

Me impactó tanto esta frase que la llevo integrada en mí, des de que la descubrí.

Si aplicamos este principio al sentido del gusto, nos encontramos en la misma situación de individualidad entre personas.

Cada persona tiene su sello.

En este caso pero, **dinámico** o **variable.** Es decir, durante el transcurso de nuestra vida está expuesto al cambio.

Cada ser humano nace con un sentido del gusto característico, sujeto a la transformación, que, dependiendo del trato recibido, se expandirá o se deteriorará a una velocidad concreta.

Pongamos el ejemplo teórico entre dos personas idénticas a nivel anatómico, pero diferenciables entre ellas por el hábito de fumar.

Naturalmente, las dos nacieron con las mismas características y posibilidades de desarrollo sensorial, pero mediante la adquisición de este hábito tóxico, una de ellas decidió incorporar un factor limitante en su crecimiento y la otra no.

¿Por qué?

Varios estudios científicos[48] realizados en humanos, para investigar los efectos del tabaco sobre el sistema del gusto, demuestran que **las sustancias tóxicas del tabaco actúan como barrera frente el mecanismo de regeneración de los botones gustativos,** siendo, en consecuencia, alterado el proceso de percepción del gusto, así como, los procesos digestivos y metabólicos de absorción de nutrientes.

---

48 Jacob, N., Golmard, JL. & Berlin, I. Differential Perception of Caffeine Bitter Taste Depending on Smoking Status. Chem. Percept. 7, 47–55 (2014).

Rawal, S., Hoffman, H.J., Honda, M. et al. The Taste and Smell Protocol in the 2011–2014 US National Health and Nutrition Examination Survey (NHANES): Test–Retest Reliability and Validity Testing. *Chem. Percept.* 8, 138–148 (2015).

En conclusión, una persona fumadora tiene más probabilidades de tener dificultades en los procesos habituales de:

- Identificación de gustos. Especialmente en catas a ciegas.

- Digestión.

- Absorción nutricional.

Vamos a entrar en más detalle.

¿Recuerdas cuando al inicio del libro te expliqué que los botones gustativos estaban presentes a lo largo de todo el tubo digestivo y que la saliva es crucial en los procesos digestivos y de transmisión del gusto?

Pues bien, las sustancias tóxicas que contiene el tabaco tienen efectos negativos sobre estos dos elementos cruciales.

Por una parte, **inhiben la producción de saliva** y por otra, tal como hemos comentado antes, **interfieren en el mecanismo de regeneración de los botones gustativos.**

Asimismo, las sustancias tóxicas del tabaco quedan almacenadas en nuestro organismo sin poderse eliminar.

Entonces, a nivel digestivo, la baja producción de saliva combinada con la disminución de botones gustativos funcionales provoca que, tanto la fase inicial de la digestión, la cual tiene lugar en la boca por la acción de la saliva (formación del bolo alimentario), como la fase final de reconocimiento, absorción y derivación de nutrientes a las distintas partes del organismo, que tienen lugar en el intestino delgado, sean menos eficientes.

Al mismo tiempo, a nivel gustativo, la percepción del gusto es menor y distorsionada (dependiendo del tipo de sustancia). Principalmente, por la baja producción y calidad del vehículo de transmisión de la información gustativa a las células nerviosas (saliva).

Además, debido a que las sustancias tóxicas del tabaco quedan almacenadas en el organismo, aunque se abandone el tabaco, este tóxico deja secuelas irreparables que impiden la recuperación total, tanto del sistema del gusto como del metabólico.

Seguro que en tu entorno conoces a alguien que en el pasado fumaba y al dejarlo, te ha contado que saborea mejor la comida y que le sienta mejor. No es de extrañar. Dependiendo del grado de degradación ocasionado, la persona al cabo del tiempo recupera gradualmente sus capacidades.

Así pues, si todavía eres fumador/a y tu propósito global es restaurar tu salud, a parte de tu sentido del gusto, espero que esta breve explicación te haya servido de impulso para tomar acción al respecto.

Si me permites una recomendación, abandona este hábito tóxico. ¡Tu templo del alma te lo agradecerá a todos los niveles!

Ahora bien, este no es el único factor que determina nuestra individualidad como catadores. Existen muchos más. Veámoslos a continuación.

3. 3. 1. ¿Qué factores determinan nuestra capacidad sensorial?

Según la neurociencia y la gastrofísica, son múltiples las causas que determinan nuestras habilidades sensoriales.

Precisamente, las mismas que definen nuestras aptitudes como catadores son las causantes de nuestras elecciones alimentarias.

En las siguientes páginas las veremos agrupadas en cinco grupos:

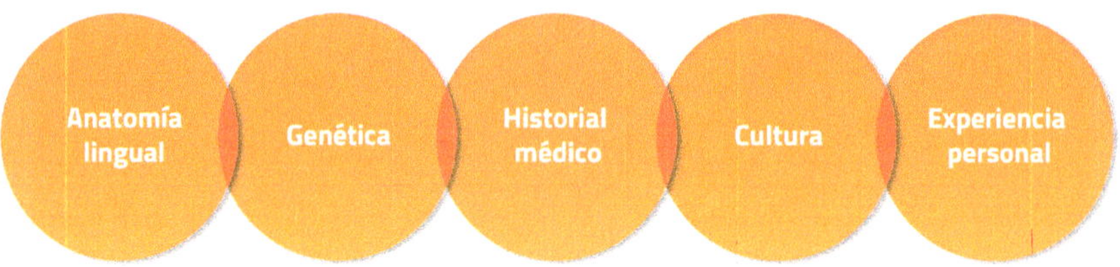

Figura 66. Factores que determinan nuestra capacidad sensorial.

a. Anatomía de la lengua:

A lo largo de todo este capítulo, hemos indagado profundamente en la estructura anatómica y fisiológica de la lengua con el objetivo de, llegado a este punto, poder afirmar que:

➪➤➤ Aunque todos los seres humanos disponemos del sentido del gusto, **nuestra capacidad individual como catadores está correlacionada con el número de papilas gustativas de cada tipo que tenemos funcionalmente activas.**

Es decir, tenemos mayor o menor sensibilidad a ciertos gustos en función del número de papilas gustativas activas que tenemos que detecten ese gusto en cuestión.

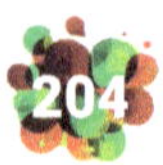

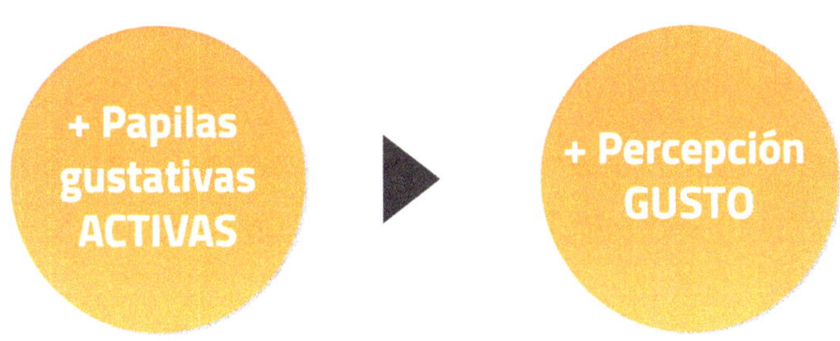

Figura 67. Relación entre papilas gustativas activas y percepción del gusto.

En la vida real, esto se traduce en la capacidad de tolerancia o aceptación que tenemos frente a los distintos gustos. En otras palabras, a nuestro **umbral**[49] de detección.

De forma global, **a más capacidad de detección, menos tolerancia**. Siendo nuestro umbral más bajo que en casos de baja aceptación.

Fundamentalmente, porque somos más sensibles a ese estímulo concreto.

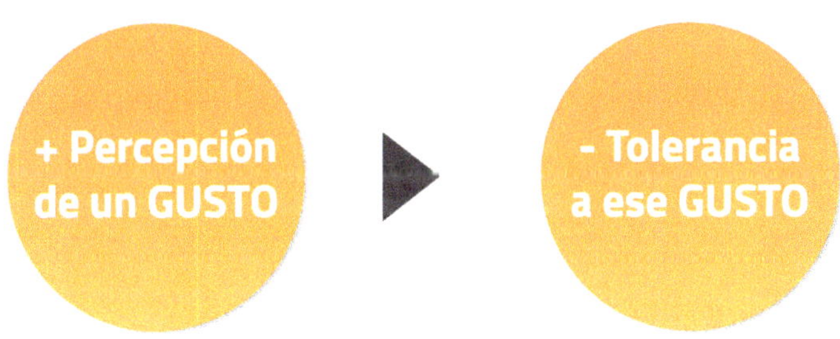

Figura 68. Relación entre percepción y tolerancia al gusto.

Cuando empecé dentro del ámbito de la innovación, vi enseguida que los análisis organolépticos (test sensoriales o catas) de producto son una herramienta fundamental

---

49 Valor mínimo de una magnitud a partir del cual se produce un efecto determinado. (Definición del diccionario de la Real Academia Española).

para confirmar de forma previa la viabilidad de un nuevo producto al mercado.

¿Quién mejor que los propios investigadores, clientes y consumidores para testar el grado de aceptación de un desarrollo?

Una de las fases previas a la validación final de un nuevo producto es la prueba sensorial. Es decir, **una valoración cualitativa de las propiedades organolépticas del producto en cuestión.**

En este tipo de análisis, lo que se evalúa son **todas las características del producto que podemos apreciar a través de los cinco sentidos**. Es decir, todos los atributos característicos que nos informan de: la textura, el olor, el color, la apariencia (aspecto visual) y el gusto del alimento.

Normalmente este tipo de análisis son de carácter comparativo. En la mayoría de los casos, el número mínimo de muestras a probar son dos. (En muy raras ocasiones se realizan valoraciones de este tipo de forma aislada).

Principalmente, porque, el objetivo siempre está relacionado con:

- Ver la aceptación versus algo existente.

- La valoración de diferencias entre muestras supuestamente iguales.

- La realización de una **preselección de muestras**.

La metodología habitual para las catas sensoriales es sencilla. El elemento clave de la sesión, a parte de las muestras a degustar, son las **preguntas.**

Preguntas precisas y concretas que nos den una respuesta clara sobre el atributo que estamos analizando.

En base a lo que queramos descubrir del producto, existen distintos tipos de catas a realizar.

Por ejemplo, en mi sector es muy común la realización de catas de preferencia y de discriminación.

En el primer caso se busca saber cuál producto de los ofrecidos es el favorito y en el segundo, si se aprecian diferencias entre muestras teóricamente iguales entre sí.

En ambos casos, la justificación de las respuestas está siempre incluida en el estudio.

**Como todo en la vida,
tan importante es saber el qué, como el porqué.**

Te cuento todo esto porque en aquella época, una vez teniendo el conocimiento adquirido sobre el desarrollo de este tipo de sesiones, en mi mente cayó una tormenta de preguntas estelares sin respuesta, para aquél entonces.

Entre ellas, las más significativas y sobre las cuales me formé para poderlas resolver y poderte explicar, fueron:

¿Todas las personas son aptas para participar en este tipo de sesiones? ¿Qué cualidades sensoriales deben presentar para que los resultados sean fiables? ¿Yo cumplo con el perfil requerido, si es que hay un perfil establecido para ello?

Efectivamente, **todas las personas pueden participar en catas sensoriales,** pero previamente deben haberse sometido a unas pruebas de calibración sensorial básicas, a través de las cuales se determinan sus aptitudes. En función del resultado, podemos destinar la persona a un tipo u otro de análisis sensorial.

En principio, aparte de que no exista alguna disfunción fisiológica u orgánica que impida o limite la detección, memorización y comunicación de los atributos sensoriales, toda persona a base de un entrenamiento focalizado en la identificación consciente, repetida y perseverante puede convertirse en un **experto catador**[50].

Te lo digo por experiencia. Hace más de diez años me sometí a las pruebas de aptitud sensoriales requeridas para serlo, ya que quería participar en estudios sensoriales de discriminación; aquellos en que el objetivo es detectar diferencias entre muestras y saber el porqué. Tarea extremadamente compleja al tratarse de divergencias minúsculas que, aun y ser especialista, pueden pasar por alto.

Sorprendentemente, el resultado no fue el esperado. Mis aptitudes fisiológicas sensoriales determinaron que estaba en el rango promedio, en vez del superior. Lo cual significaba que llegar a ser una experta catadora no era imposible, pero debía entrenarme duramente para ello. Mucho más que quien ya lo era de serie.

Desde entonces, entreno a diario mi paladar utilizando los productos que desarrollo con el propósito claro de:

50 Persona que ha demostrado tener una sensibilidad elevada en la detección de los atributos sensoriales adquirida a con el tiempo a través de entrenamiento especializado (evaluaciones sensoriales).

1. **Mantener mis cinco sentidos en plena forma,** para dar el mejor resultado durante las catas. Es decir, que mi opinión sea de máxima fiabilidad y acierto.

2. **Disfrutar** a diario de todos los alimentos que entran en mi boca, con la clara intención de aportarme energía y vitalidad.

   Sea cual sea el alimento, he aprendido a disfrutarlo por su esencia. Es por ello, que ¡Te animo a que tú también puedas hacer lo mismo! ¡Tu cuerpo, pero sobre todo tu alma, te lo agradecerán!

   ¡No hay nada mejor que disfrutar de cada bocado!

¿Cómo lo ves? ¿Te gustaría saber si a nivel fisiológico eres un candidato perfecto para la realización de catas sensoriales de expertos?

A continuación, te enseñaré uno de los métodos profesionales más utilizados en el sector para que puedas descubrirlo.

Aunque, ten en cuenta que **el resultado no determina quién puedes llegar a ser.** Solo es un reflejo del camino que tendrás que recorrer para llegar a tu objetivo.

Aclarado este punto, antes de empezar, es importante que conozcas que, de acuerdo con el principio de individualidad gustativa humana, el cual ya hemos comentado, dependiendo del número de papilas gustativas de cada tipo que tenemos funcionalmente activas o del umbral de

sensibilidad gustativa, a nivel científico, las personas con clasificadas en tres grupos:

1. **Súper catador.**

2. **Catador promedio.**

3. **No catador.**

Cada uno, caracterizado por los siguientes factores medibles:

- Número determinado de papilas gustativas activas.

- Umbral de sensibilidad determinado.

- Perfil de personalidad gustativa concreto identificable.

Principalmente por el último factor, al inicio de este manual te avancé que **los departamentos especializados en el sentido del gusto son multidisciplinares.** En muchas ocasiones, liderados por **psicólogos y neurocientíficos.**

Pero ¿Cómo saber en qué grupo te encuentras?

Según Linda Bartoshuk, pionera y directora del departamento psicofísico de investigación del sentido del gusto y del olfato de la Universidad de Florida, simplemente examinado tu lengua, puedes determinar en qué grupo te encuentras.

La metodología es muy sencilla. Vamos a explicarla para que puedas aplicarla en casa y salgas de dudas.

¿No te parece emocionante? ¡Estoy intrigada por saber tu resultado!

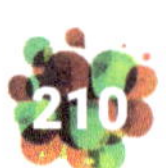

Antes que nada, recopila el siguiente material que necesitarás:

- Colorante alimentario azul.

- Bol de material cerámico o no poroso.

- Servilleta de papel.

- Algodón.

- Arandelas redondas adhesivas.

- Lupa.

- Espejo.

Una vez te asegures de tenerlo todo, los pasos a seguir son:

1. Deposita unas gotas de colorante alimentario azul en un bol de material cerámico o no poroso.

2. Abre la boca y saca la lengua. No la cierres hasta terminar el proceso.

3. Usa la servilleta de papel para limpiarte la lengua retirando toda la cantidad de saliva que puedas.

4. Sumerge el algodón en el bol que contiene el colorante azul alimentario para que quede bien impregnado.

5. Esparce el algodón teñido de azul por toda tu superficie lingual hasta que quede totalmente de color azul.

6. Aplica una arandela adhesiva en cada zona que veas menos teñida, las papilas gustativas tienen menos poder de absorción del colorante y quedan menos teñidas (color azul o turquesa claro).

7. Con una lupa, cuenta las papilas gustativas que hay en el interior de cada arandela circular por separado. (Si el número de papilas es distinto por zona, haz el promedio).

Los resultados del recuento de papilas gustativas determinarán el grupo en el que te encuentras:

a. No catador: 0- 15 papilas.

b. Catador promedio: 16- 39 papilas.

c. Súper catador: >40 papilas.

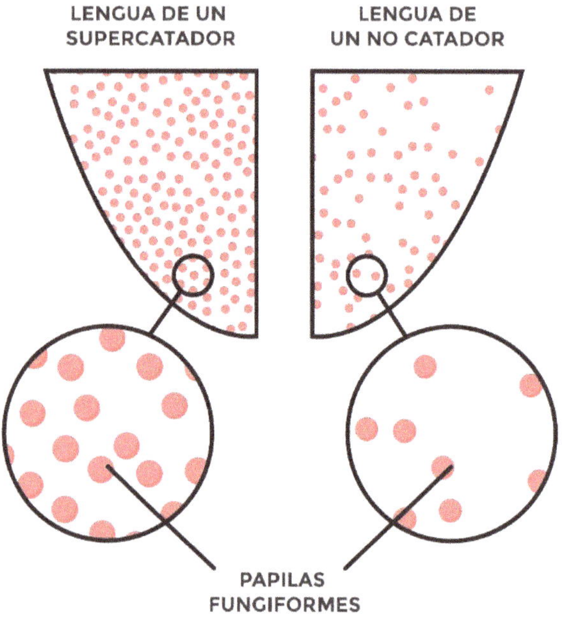

Figura 69. Concentración de papilas fungiformes:
Lengua de un super catador versus la de un no catador.

Apunta tu resultado en el siguiente espacio:

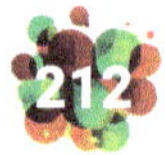

Este ejercicio a parte de definirte el grupo en el que te encuentras, también te servirá para auto conocerte un poco más. Al menos en cuanto a tu lengua se refiere.

Entre otras cosas, podrás ver el tamaño de tus papilas gustativas, factor variable entre personas.

¿Sabías que las papilas gustativas terminan su fase de crecimiento entre los 10 y 16 años?

Sí, tal como cuenta Barb Stuckey en su libro «TASTE», las papilas gustativas delanteras (fungiformes) concluyen su ciclo de crecimiento estructural antes que las traseras (caliciformes). Correspondiendo aproximadamente a los 10 años en el primer caso y a los 16 años en el segundo.

Esto no significa que funcionalmente estén totalmente desarrolladas, puesto que su actividad funcional evoluciona hasta la edad adulta.

Sorprendente, ¿verdad?

¿Qué te ha parecido? ¿Según esta prueba, en qué grupo estás?

Me hace especial ilusión que compartas tu resultado conmigo en **saborealacomida@gmail.com**.

De antemano, te doy mis más sinceras gracias.

Recuerda que **el primer paso para el cambio es la consciencia** y saber desde dónde partimos.

b. Factores genéticos:

Las recientes investigaciones[51] que estudian la relación entre la capacidad gustativa y nuestra genética han concluido que **nuestros genes tienen un papel relevante en nuestra tolerancia o sensibilidad gustativa.**

Se ha demostrado científicamente que los súper catadores han adquirido activamente dos genes encargados de detectar sustancias muy amargas; uno por parte de la madre y otro por parte del padre.

En 2003, más de 70 años después del descubrimiento de la **feniltiocarbamida**[52], sustancia muy amarga usada en las pruebas cualitativas de aptitud sensorial, un grupo de genetistas halló el quimiorreceptor responsable de la detección del gusto amargo codificado como **TAS2R38** y presenten en el cromosoma número 7.

Pero ¿Qué pasa con los catadores promedios y los no catadores?

En ambos casos, la respuesta es clara. Los no catadores no han adquirido ningún gen que contenga el TAS2R38 activo por parte de sus progenitores y en el caso de los catadores promedio, solo uno; del padre o de la madre.

En mi caso, al ser una catadora promedio de serie, solo tengo un gen con el quimiorreceptor activo.

51 Sollai, G., Melis, M., Pani, D. et al. First objective evaluation of taste sensitivity to 6-n-propylthiouracil (PROP), a paradigm gustatory stimulus in humans. Sci Rep 7, 40353 (2017).
52 También conocida como feniltiourea o PTC. Descubierta accidentalmente por Arthur Fox, químico en DuPont (1931).

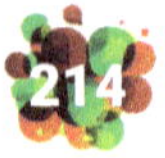

¿Cómo lo descubrí?

A parte de realizarme la prueba cuantitativa de recuento de papilas gustativas, me sometí a otra de carácter cualitativo, con el objetivo de saber mi umbral gustativo.

Durante el proceso tuve que catar una sustancia de síntesis extremadamente amarga conocida como **PTC-6-n-propylthiouracil (PROP),** la cual está presente de forma natural en ciertos vegetales amargos como medida de protección frente al ataque de animales herbívoros.

Las coles de Bruselas y el brócoli son las principales fuentes de esta sustancia.

Este tipo de ensayo es complementario y se utiliza para determinar el grado de funcionalidad de las papilas.

Al igual que en la vida misma, en ocasiones la cantidad no es equivalente a la calidad. Puesto que, es común encontrar casos en que la cantidad de papilas corresponda a un súper catador, pero que el umbral de detección gustativo no.

Es importante destacar que esta prueba puede ser obviada, sustituyéndose por una encuesta de preferencias alimentarias focalizada en la aceptación de productos amargos, pero que en ningún caso se recomienda realizar de forma aislada.

Siempre tiene que ser adicional a uno de los dos estudios experimentales comentados para evitar la subjetividad personal tanto del examinado, como del examinador.

Recuerda que todas las investigaciones científicas deben estar fundamentadas por resultados demostrables empíricamente de forma objetiva y repetida.

En cuanto a la metodología de las pruebas con 6-*n*-propylthiouracil, esta puede variar mínimamente dependiendo del objetivo final del ensayo, pero simplificable a seis pasos:

1. Preparación de soluciones de 6-*n*-propylthiouracil en agua a distintas concentraciones.

2. Limpieza de la superficie lingual con una toallita untada con una solución de agua con vinagre.

3. Impregnación de una toallita limpia de papel con la solución de 6-*n*-propylthiouracil, para seguidamente esparcirla por toda la superficie lingual.

4. Determinación de la tolerancia al gusto amargo mediante el análisis de los microsgestos faciales y la aceptación de cada muestra después de su cata.

5. Categorización de los participantes según los resultados obtenidos:

    a. **Súper catadores:** intolerancia absoluta. Muy alta intensidad al gusto amargo.

    b. **Catadores promedio:** tolerancia media al gusto amargo.

    c. **No catadores:** aceptación positiva del gusto amargo.

Ahora, sabiendo los pasos a seguir, puedes hacer tu propia verificación tanto de forma individual como grupal.

Solo tendrás que comprar la sustancia «PROP» o en su defecto, someterte a una cata de brócoli o coles de Bruselas crudos, experimentando de primera mano tu grado de aceptación. ¿Cómo lo ves?

En el caso de que lo hagas en grupo, además de divertirte, si analizas los resultados podrás comprobar que el grupo cumple con la siguiente distribución:

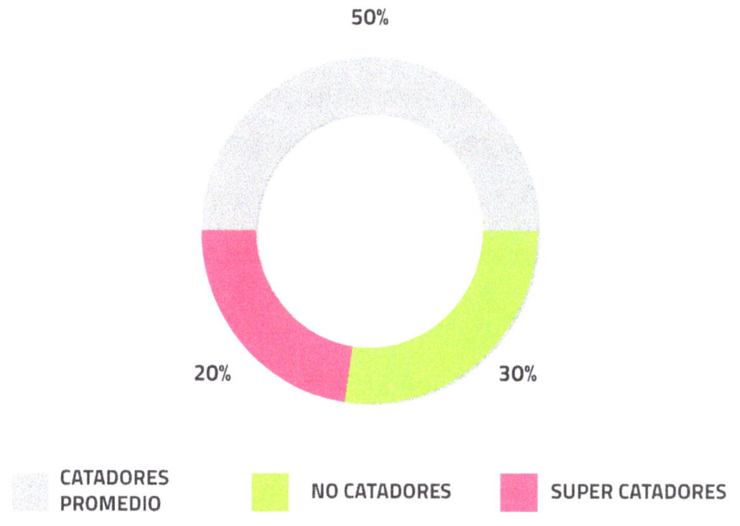

Figura 70. Distribución mundial de los tipos de catadores.

La cual ha sido extraída de una investigación altamente detallada que realizó Linda Bartoshuk[53] con el objetivo de determinar la proporción de súper catadores a escala mundial.

Como puedes constatar en el gráfico, los resultados son claros.

---

53 *Linda Bartoshuk. Comparing Sensory Experiences Across Individuals: Recent Psychophysical Advances Illuminate Genetic Variation in Taste Perception. (September 2000 Chemical Senses 25(4):447-60)*

La tasa de incidencia de súper catadores y de no catadores a nivel mundial es la misma e inferior a la de los catadores promedio. Ni más ni menos que, del 25 al 30% en ambos casos. Frente a una tasa de catadores promedio mayoritaria del 45- 50%.

Asimismo, en nuestro día a día, podemos identificar a qué grupo pertenecen las personas de nuestro entorno, mediante la observación. Estando atentos a sus elecciones alimentarias y valoraciones al respecto.

Son muchos los estudios que se han realizado con el fin de identificar los rasgos físicos y psicológicos de cada perfil de catadores.

En las siguientes líneas[54], puedes descubrirlos:

Súper catadores

- Alta sensibilidad a la percepción gustativa y al dolor (umbral muy bajo).

- Alta claridad respecto a sus preferencias gustativas, por lo que suelen rechazar todo lo que tenga una intensidad alta de gusto, así como, de productos altamente complejos.

- Preferencia por alimentos bien cocinados frente a crudos. Sobre todo, los proteicos y vegetales de alta intensidad amarga.

---

54 Guy Crosby, PhD, CFS. *Super-Tasters and Non-Tasters: Is it Better to Be Average? (https://www.hsph.harvard.edu/nutritionsource/2016/05/31/super-tasters-non-tasters-is-it-better-to-be-average) // Barb Stuckey- Taste- Surprising stories and science about why food tastes good (2012).*

- Al ser personas altamente selectivas en su alimentación y hábitos, suelen escoger productos bajos en azúcares, grasas y proteínas, así como, no suelen beber alcohol ni fumar.

- Un índice de masa corporal y cardiovascular saludable

No catadores

- Un umbral de sensibilidad gustativa muy alto. Les cuesta detectar gustos, por lo que todo les suele gustar.

- Unas preferencias alimentarias muy extensas y extremas en donde predominan productos de gusto intenso (muy picante, amargo, dulces y rico en grasa) poco cocinados, alcohol y tabaco.

- Un índice de masa corporal y cardiovascular normalmente superior al saludable.

Catadores promedio

- Suponen la versión equilibrada entre los súper catadores y los no catadores.

- Grupo muy versátil respecto a las preferencias alimentarias y hábitos saludables.

A partir de ahora, después de conocer los rasgos de cada grupo, seguro que te será más fácil de acertar cuando prepares la comida a tus invitados.

En mi propia experiencia tener este conocimiento me ha servido de gran ayuda para entender, por una parte, mi perfil de conducta alimentaria y después la diversidad en este aspecto que existe entre personas.

Antes de aprender todo esto, reconozco que me costaba lidiar con personas muy escrupulosas con la comida. Me era complicado comprender reacciones exageradas de desagrado frente a alimentos que a mí no me suponían inconveniente alguno.

Tendí a pensar que eran fruto de su afán de protagonismo, sin darme cuenta de que realmente el motivo era fisiológico y real.

Para ponerte un ejemplo, yo que estaba acostumbrada a comerme trozos de guindilla cruda sin desarrollar efectos adversos, la primera vez que oí a una amiga decirme que no podía tomar nada picante, porque le salían ampollas en la boca, me sorprendí muchísimo, pareciéndome incluso cómica la situación.

Suena poco cortés, pero en aquel entonces me era imposible ponerme en su lugar, porque nunca había experimentado algo similar.

A pesar de todas las referencias científicas expuestas hasta ahora, déjame decirte que, tanto **medir la percepción del gusto, como definir qué tipo de catador eres es extremadamente complejo.**

Actualmente, **no existe ninguna metodología absolutamente fiable por sí sola,** porque, tal como vimos al inicio de este manual, **la detección del gusto es:**

- Un proceso mental protagonizado por la subjetividad de cada individuo.

- Un binomio compuesto por los cinco sentidos y la mente.

Mi intención final con toda esta información es transmitirte que, ser o no un súper catador, no es mejor ni peor. Todo tiene sus pros y contras. Lo verdaderamente importante, a mi modo de ver, es que **para que puedas tener una vida plena, consigas disfrutar de todo lo que comas,** ya que en ambos casos tendrás desafíos.

En caso de que seas un súper catador, tu mayor obstáculo será entrenarte para que puedas llegar a gozar de cualquier producto. El secreto está en entrenar tu paladar para que incorpore y asocie satisfacción a cualquier tipo de alimento. Tenga el sabor que tenga.

Pero ¿Cómo?

La clave está en crear un plan de acción focalizado en la repetición, constancia y perseverancia en catar todo tipo de alimentos, incluso aquellos a los que tienes aversión.

Solo así, con el transcurso del tiempo y por el principio de adaptación gustativa, podrás cambiar tu percepción acerca de ellos, introduciéndolos de forma positiva en tu zona de confort mental y fisiológica.

En definitiva, verás cómo las sensaciones extremas que antes te producían ciertos alimentos se suavizan y las toleras mejor.

En el caso de ser un catador promedio, como yo y la mayoría de la población en el mundo, tendrás la ventaja de poderte alimentar sin prejuicios de cualquier tipo de alimento. Disfrutándolos por su esencia, en su forma natural (crudo), sin necesidad de camuflar su sabor con aderezos. Especialmente en aquellos de origen vegetal.

En definitiva, te será más fácil seguir una alimentación variada y equilibrada.

Tu gran reto, pero, será el camino que deberás atravesar para convertirte en un catador experto, en el caso que quieras llegar a serlo.

El hecho de tener unas aptitudes fisiológicas sensoriales no tan potentes como un súper catador, tendrás que esforzarte más en el reconocimiento y la memorización de los rasgos característicos del tipo de producto del cual te quieras convertir en catador experto.

En mi caso, al principio me costó asimilar estar clasificada como catadora promedio, porque asocié erróneamente el concepto. De forma que, pensaba que sería incapaz de ser una experta en análisis sensorial.

Más adelante, con la información y el entorno adecuado, me di cuenta de que todo es posible y que lo que me creaba incertidumbre era la desinformación acerca de cómo lograrlo. Tardé mi tiempo, pero lo conseguí. Por eso te lo puedo contar ahora.

Confío plenamente en que, si te focalizas de forma correcta en lo que quieres lograr, lo alcanzarás.

Las piedras que nos encontramos en el camino son parte del precio a pagar por la realización de nuestros sueños.

¡Paso a paso sigue adelante sin detenerte, ni mirar atrás!

De todo corazón, espero que el contenido de este manuscrito te sea útil para superar cualquier desafío respecto a tu relación con la comida.

c. Historial médico personal:

Son múltiples las causas externas que pueden afectar al óptimo funcionamiento del sentido del gusto en una persona sana, siendo en la mayoría de los casos de carácter parcial e irrecuperable.

Cualquier afectación bucal, auditiva, olfativa o neuronal de origen vírico, microbiológico, degenerativo o traumático (por impacto) puede ocasionar daños en el **nervio trigémino** y la **cuerda del tímpano,** provocando en función de la gravedad, la **muerte nerviosa de las papilas gustativas.**

⟳⟫⟫ Recuerda que estos dos nervios son los principales responsables de la transmisión de las señales somato sensitivas, desde las papilas gustativas al cerebro, y que el daño nervioso en las papilas es irreversible.

Al respecto, entre la multitud de patologías existentes, las más destacadas son:

- **Otitis** recurrentes en edad infantil y adulta.

- **Resfriados** y **gripes** mal curadas con afectación auditiva y bucal.

- **Infecciones bucales** por falta de higiene.

- **Cirugía dental y facial** mal desempeñada[55].

---

55 Extracción de la muela del juicio o cirugía maxilofacial.

- Traumatismos craneales accidentales.

- Enfermedades neurodegenerativas[56].

En caso de detectar cualquier anomalía en tu sentido del olfato o gusto después de padecer alguna de estas afecciones, lo más adecuado es que te dirijas a un médico especialista en otorrinolaringología para comprobar que todo está en orden.

Distinta es la situación de aquellas alteraciones de carácter genético. Aquellas ocasionadas por la toma de medicamentos o de sustancias tóxicas.

Ante todo, como medida preventiva, es importante dedicar tiempo a prestar atención a las señales que nos remite nuestro organismo, para cuidarlo y preservarlo como es debido.

Una vez más, queda evidenciado que la prueba del recuento de papilas gustativas para definir el perfil de catador es poco fiable.

d. Cultura:

La **cultura**[57] interpretada como:

El conjunto de **creencias** (pensamientos) y de **costumbres** (acciones típicas) de una región concreta interviene de forma significativa en nuestras elecciones y preferencias alimentarias.

Respecto a la cultura, esta predispone e influye a los integrantes de un grupo a tener un patrón de pensamientos

56 Alzheimer, Parkinson.
57 Etimológicamente proviene de la palabra latina «cultus», cuyo significado ha ido variando en función de la época histórica. (https://etimologia.wordpress.com/2007/04/13/cultura).

concreto como resultado de la inculcación de ciertas ideas con respecto a algo, las cuales con el tiempo quedan integradas de forma inconsciente en la mente de las personas en forma de creencias.

Una vez se ha construido una creencia, esta interviene en el patrón psicoemocional de la persona, afectando a su comportamiento (acciones).

Llegado a este punto, es cuando la creencia se convierte en convicción; mayor obstáculo para el cambio. Puesto que supone el grado máximo de convencimiento y creencia acerca de algo.

En el ámbito gastronómico, la cultura sugestiona y empuja a las personas de una misma zona geográfica a seguir un plan alimentario común. Bajo mi punto de vista, por el efecto de la presión social y sus necesidades, el cual se basa principalmente en:

- Recursos naturales disponibles.

- Impacto e influencia de pensamiento de sus propios habitantes.

Actualmente, pero, en la mayoría de los países desarrollados, la distinción de estos dos pilares cada vez es menos evidente.

En efecto de la **globalización,** en los últimos tiempos hemos pasado de vivir exclusivamente de los frutos derivados de nuestros propios recursos a vivir dentro de un marco de absoluta **riqueza alimentaria,** en donde la estacionalidad y el origen de los alimentos han pasado a un segundo plano.

Estamos inmersos en una realidad protagonizada por la **fusión entre culturas,** en que el flujo constante de entrada y salida de alimentos forasteros es lo habitual.

De hecho, las nuevas corrientes gastronómicas han nacido derivadas de este fenómeno, el cual está representado por la integración absoluta y la convivencia entre alimentos autóctonos y alimentos tradicionales de otras partes del mundo.

A la vista está que, podemos encontrar lo que deseamos a la vuelta de la esquina o con un solo clic, pudiendo hacer un tour gastronómico mundial casi sin salir de nuestra región.

Tan es así, que, en ocasiones, reconocer los productos de la cultura autóctona puede resultar muy complicado. Especialmente para aquellas generaciones que han convivido con esta riqueza desde que nacieron.

Me di cuenta de ello, cuando, hace unos días, mi hijo de seis años, que siempre ha visto las papayas en las verdulerías, se sorprendió al saber que no eran originarias de España.

¿Te ha sucedido alguna vez algo similar?

A mí me pasó en su día con las naranjas.

En definitiva, a diferencia de nuestros ancestros, actualmente, tenemos la posibilidad de satisfacer nuestras inquietudes gastronómicas y culinarias de forma casi inmediata.

En mi opinión, el quid de la cuestión está ahora en identificarlas. **En saber qué queremos comer, en vez de qué podemos o tenemos para comer.**

Hemos pasado del ¿Qué tenemos para comer hoy? al ¿Qué te apetece comer hoy?

Siendo clave la **claridad** mental y la **decisión**, no la necesidad.

Paralelamente, según la neurogastronomía, el cerebro tiende a tener mejor predisposición y tolerancia por el sabor de aquellos alimentos que son reconocidos positivamente por una comunidad.

Existe un efecto psicológico de predisposición a la aceptación de aquellos productos que en la sociedad tienen una reputación positiva, independientemente de la tolerancia fisiológica del catador.

Es decir, aunque a una persona no le guste un producto en concreto, por influencias culturales o de entorno, si se convence totalmente de que sí le gusta, terminará inconscientemente tomando acciones justificadoras que le destinarán a su aceptación.

Por ejemplo, si te convences de que te gustan las acelgas, aunque no sea cierto desde un inicio. Si encaminas todos tus pensamientos y acciones a amarlas, con el tiempo lo terminarás haciendo. Tardarás más o menos en función del grado de convicción de tu pensamiento inicial, pero con perseverancia lo conseguirás.

Este es uno de los secretos, para materializar cualquier cambio en tu vida.

En el caso concreto de la comida, **esta práctica te será de gran utilidad para limpiar todos los prejuicios que puedas tener de ciertos alimentos,** así como sanar de forma integral tu relación con la comida.

En conclusión, **saber qué tipo de catador eres puede influenciar en tus preferencias gustativas, pero sin determinarlas de forma absoluta.**

Como puedes ver, es uno mismo quien las crea.

d. Experiencia personal:

¿Recuerdas la primera vez que comiste un helado? ¿De qué sabor era? ¿Te lo regalaron o lo pediste a gritos? ¿Qué sentiste cuando lo probaste?

Las primeras experiencias en cualquier ámbito de la vida **tienen la capacidad de marcar nuestra trayectoria** inicial respecto a algo concreto. Y en ocasiones también el final, dependiendo del impacto emocional que nos haya ocasionado.

Tal como vimos en el ejercicio de visualización, en donde tuviste que imaginar catar tu plato preferido (útil para determinar la importancia de tu función gustativa), sabrás identificarlo dependiendo de la cantidad de detalles que recuerdes al explicar tu experiencia.

De forma que, **a más detalles, más impacto emocional.**

Es por ello por lo que, considero esencial cuidar escrupulosamente los elementos en cualquier situación que nos presente la vida. Estén o no involucradas otras personas, a parte de nosotros mismos. Sin duda, es un total acto de

generosidad bidireccional, porque ¡Nunca sabemos cuándo se trata de una primera vez!

Ten presente que los recuerdos son la base sobre la cual generamos nuestro futuro. De aquí la importancia de que sean positivos, si queremos disfrutar de una vida plena.

Aunque pueda parecer que a veces no depende solo de nosotros, en realidad, sí. Eres tú quien decide como coger las riendas en cada situación de tu vida. Si quieres, puedes, pase lo que pase, cambiar aquello que no sea de tu agrado.

Al inicio del libro te conté un poco de mi historia personal con la comida. Seguro que pudiste comprobar que mis recuerdos de cuando era niña no eran de ensueño. Al menos para mí.

Durante mi infancia y adolescencia conviví con un sentimiento negativo constante, en el que asociaba comer con obligación, aburrimiento y sumisión.

Comer se convirtió en mi última prioridad. Lo evitaba a toda costa. En especial, cuando lo hacía por influencia ajena. La evidencia relucía cuando experimentaba por mi cuenta. Era totalmente feliz. Por lo que identifiqué que el foco del problema no era la comida en sí o la propia acción de comer, sino lo que suponía mi entorno.

Porque, honestamente ¿A quién no le puede gustar comer?

Me encontraba sumergida en un conflicto de valores protagonizado por un ambiente en donde la comida era «la prioridad» del día, siendo el único tema para tratar en una conversación. Todas las charlas trataban de lo que íbamos a comer o en recordar alguna experiencia gastronómica.

De forma que, la única posibilidad de interaccionar en casa era uniéndote al tema. Recuerdo realizar grandes esfuerzos por participar.

Luchar a contracorriente por expresar mis propios intereses, al igual que se estaba haciendo desde el otro lado, resultaba agotador e iba generando en mí una emoción de rabia recurrente, que con el tiempo, terminó convirtiéndose en un sentimiento de ira hacia todo lo relacionado con la alimentación.

Visto en perspectiva, me he dado cuenta de que todo era fruto de la falta de libertad de expresión a la cual estuve sometida durante mi etapa infantil y de adolescente.

Lo descubrí cuando al independizarme y tomar distancia de mi entorno, este sentimiento remitió lentamente hasta desvanecerse.

Reconducir la situación fue un gran reto para mí, puesto que en aquel entonces el sentimiento de ira respecto a la comida ya formaba parte de mi identidad.

A pesar de ello, lo conseguí abriéndome a nuevas referencias, tanto de personas como de conocimiento.

Como puedes ver, el impacto emocional ocasionado durante una primera experiencia es crucial. Tiene un poder de influencia enorme que condiciona las futuras, tanto de forma positiva como negativa.

¿Cómo recuerdas tus primeras experiencias con la comida?

¿Te dejaban jugar con ella?

Si es así, me alegra saberlo, porque, de acuerdo con lo que te expliqué al inicio del libro, la diversión aumenta nuestra capacidad de retención cognitiva.

Tus recuerdos te ayudarán a entender tu conducta alimentaria actual.

Es más, **el juego es una herramienta indispensable tanto para el desarrollo físico como psíquico de los individuos.** Es un medio esencial para la expansión personal.

Al igual que las prácticas de meditación, nos permite ser conscientes del presente, puesto que, al jugar, los cinco sentidos deben estar bien despiertos y abiertos a todo tipo de estímulos.

En definitiva, supone un método muy eficiente para cualquier proceso de aprendizaje. Proporciona al cerebro todo lo necesario para que tenga más poder de retención y fijación sobre lo que estás aprendiendo.

En otras palabras, el cerebro se alimenta básicamente de diversión y emoción.

Concretamente, en el caso de la comida, históricamente ha sucedido todo lo contrario. A nivel pedagógico, la tendencia más común en la sociedad occidental fue la de restringir al máximo esta actividad, por estar directamente relacionada con las creencias de estatus social y los correctos hábitos de conducta.

De modo que, se ha estado premiando socialmente acciones tan comunes como, por ejemplo, saber utilizar cubiertos para coger los alimentos y, simultáneamente, se ha menospreciado el simple hecho de comer con las manos, sin considerar que **para generar una auténtica experiencia sensorial es necesario la participación de los 5 sentidos.**

Recuerda que nuestro cerebro interpreta lo que ocurre a nuestro alrededor a través de la información que le transmiten nuestros cinco sentidos. Por ello, si en ciertas acciones nos dejamos alguno por utilizar, perdemos la visión global de la situación.

Un simple acto como es permitir que un bebé toque y juegue con los alimentos que tiene en su plato, es esencial para su desarrollo cognitivo.

Esta fase de experimentación protagonizada principalmente por el **sentido del tacto,** juntamente con el resto de los sentidos, proporciona al individuo todo el conocimiento que necesita para saber si se lo quiere comer o no.

Por eso, es habitual ver a un bebé tirar el plato al suelo, volcarlo o dejarlo apartado, sin haber probado ni una cucharada. Todo ello gracias a su análisis.

Otro de los beneficios de integrar el juego durante la comida en edad infantil es que, desde temprana edad, el niño crea un marco mental de referencias positivas acerca de los alimentos que, a largo plazo, en edad adulta, derivará en un vínculo afectivo protagonizado por el aprecio por los alimentos. Lo cual se traducirá en una conducta alimentaria sana.

Por este motivo, si eres padre o madre (como yo), te animo a que dejes jugar con la comida a tu descendencia. Es el gran secreto para que en todas las etapas de su vida la vean como un amigo/a.

¡Seguro que de mayores te lo agradecerán!

En la edad adulta, la situación es similar. Tendemos a mantener los hábitos adquiridos en nuestra infancia (de forma inconsciente), por lo que, en la mayoría de las ocasiones, no disfrutamos de la comida plenamente, como consecuencia de que no nos han enseñado a no utilizar los cinco sentidos durante esta experiencia.

A nivel sensorial, utilizar algún utensilio parar comer es sinónimo de obviar el sentido del tacto. Siendo el primer sentido que se desarrolla en nuestro cuerpo, el cual se percibe a través del órgano más grande de tenemos, la piel, cuya extensión supone un 16-18% del peso de nuestra masa corporal.

No tocar previamente los alimentos antes de consumirlos supone una pérdida importante de información sobre los mismos. Es más, con este simple acto, estamos inhibiendo la interconexión entre los sentidos físicos (tacto, vista, oído) y químicos (olfato y gusto). La cual es imprescindible para que nuestro cerebro interprete correctamente y de forma completa lo que nuestra boca está a punto de ingerir.

¿Cuándo fue la última vez que comiste con tus propias manos?

Haz memoria… No me extrañaría en absoluto que te cueste rebuscar en tu pasado para encontrar un espacio temporal en el que hayas obviado los cubiertos para comer, porque ¡nos han inculcado lo contrario!

Aun así, déjame contarte que, si eres de los que adoran vivir auténticas experiencias sensoriales, pero, estando en público te reprimes de comer con las manos por «el qué dirán», ¡estás de suerte! porque, actualmente ya es una acción totalmente integrada en nuestra sociedad, la cual se normalizó inicialmente gracias a la alta cocina.

Concretamente, a partir de 2010, algunos de los mejores restaurantes [58] del mundo, galardonados con estrellas Michelín, decidieron incluir en su menú platos para ser degustados con los dedos. Auténticas delicias gastronómicas, más allá de los típicos snacks a los que estamos acostumbrados a comer con las manos.

De hecho, años más tarde, varios de estos restaurantes suprimieron los cubiertos. Tal es el caso del *Restaurante Mugaritz* de Sant Sebastián.

A partir de entonces, e influenciados por la llegada de nuevas culturas gastronómicas, en las que comer con las manos es lo habitual, esta práctica se ha ido normalizando progresivamente hasta quedar integrada totalmente.

Un ejemplo muy claro de este fenómeno ha sido la reciente aparición del movimiento gastronómico «finger food», caracterizado por la presentación de todo tipo de

---

58 Noma (Copemhaguen), Mugaritz (San Sebastián), The Fat Duck (Bray).

delicias culinarias expresamente diseñadas en forma de bocados para ser disfrutados con los dedos.

¡Increíble! ¿Quién hubiera pensado treinta años atrás que podríamos gozar sin prejuicios de los mejores manjares con los cinco sentidos?

A mí, por ejemplo, lo que me encanta comer con los dedos son las gambas. Sea cual sea el lugar y la compañía, no sé disfrutarlas de otra forma. Incluso, recuerdo algunas situaciones pasadas en las que debía dar explicaciones de por qué no utilizaba los cubiertos. Entonces, mi respuesta era: «estoy comiendo con los cinco sentidos».

¿Y acaso no era verdad?

Actualmente lo continúo haciendo, porque siento que, depende del tipo de comida, cuando utilizo los cubiertos, no me provoca el mismo placer.

Al principio pensaba que eran tonterías mías, pero no son. Es verídico.

Así lo ha demostrado la gastrofísica de la mano de Charles Spence[59], quien gracias a sus investigaciones, reveló en uno de sus estudios[60] cómo afecta el tipo de cubertería y vajilla en la percepción del sabor de los alimentos.

Los resultados hablan por sí solos. Después de invitar a más de 100 participantes a catar el mismo producto utilizando utensilios distintos, concluyeron que el aspecto

59 Catedrático en psicología experimental y director del Laboratorio de Investigación de la Modalidad Cruzada en la Universidad de Oxford.
60 Harrar, V., Spence, C. *The taste of cutlery: how the taste of food is affected by the weight, size, shape, and colour of the cutlery used to eat it. Flavour* 2, 21 (2013).

visual y el tacto, tanto de la cubertería como de la vajilla, alteran la percepción del sabor de la comida.

¡Nunca me lo hubiera imaginado!

Me supone un gran alivio saber que la conducta alimentaria del ser humano no recae solo en el tipo de alimentos que comemos. Sino que depende también de otros factores.

Gracias a este tipo de investigaciones neurocientíficas, esto queda más evidenciado. Aunque todavía queda un largo camino por recorrer.

Hoy en día son solo la base sobre las que se recodarán los futuros avances en esta temática.

A continuación, he elaborado una lista de tips basada en las curiosidades más relevantes que extraje del estudio.

El objetivo final es que la conviertas en tu aliada. Utilízala a tu favor diariamente para:

a. Potenciar al máximo tus experiencias sensoriales.

b. Restaurar aquellos hábitos alimentarios que consideres mejorables.

Toma nota:

1. **Utiliza cubiertos elaborados con material ligero:**

   El peso del material influye directamente en la percepción de la densidad del alimento. De forma que cuanto más ligero es el material, más denso percibes el alimento.

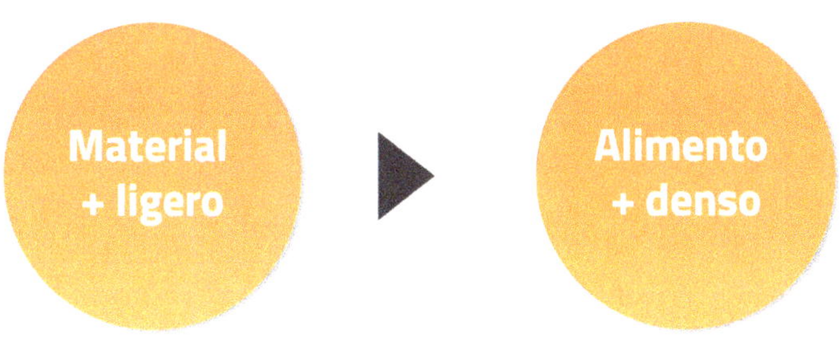

Figura 71. Relación entre el material de los cubiertos y la percepción del alimento.

Te animo a que lo compruebes por ti mismo/a utilizando los siguientes materiales y metodología.

a. Material:

- 1 yogur azucarado.

- 2 cucharas de distinto material:

    ○ 1 plástico denso.

    ○ 1 plástico ligero.

b. Metodología:

- Destapa el yogur y con la cuchara de plástico ligero, coge una pequeña cantidad e introdúcetela en la boca.

- Degusta el yogur.

- Describe y anota cómo percibes el producto en cuanto a sabor y densidad.

- Repite el proceso con la cuchara metálica.

¿Qué diferencias has notado?

Estoy expectante por conocerlas. Te invito a compartirlas conmigo en **saborealacomida@gmail.com**. ¡Qué ilusión!

2. **Sirve tu comida en recipientes del color más adecuado a tu meta.** Ten en cuenta pero, que la efectividad dependerá del contraste de color entre el propio alimento y el recipiente utilizado que percibe la persona.

   Así pues, considera:

   a. **Rojo:** si tu intención es reducir tu ingesta.

   b. **Azul:** si quieres percibir el alimento más salado.

   c. **Negro:** si quieres percibir el alimento menos dulce.

   d. **Blanco:** si quieres percibir el alimento más dulce.

3. **Emplea platos pequeños para reducir tu ingesta:**

   El efecto visual de un **plato lleno,** independientemente del tamaño, es percibido como **más saciante.** A misma cantidad de alimento, utilizando un plato pequeño (el cual ha quedado más lleno), la persona tiene la sensación de haber comido más, que si utiliza un plato grande medio vacío.

4. **Come los alimentos acompañados de un cuchillo para percibirlos más intensos de sal:**

   La forma del cubierto afecta a la percepción del sabor de los alimentos. Concretamente, existen diferencias entre comer utilizando cuchillo o sin.

   Psicológicamente, **usar cuchillo provoca que la comida sea percibida más salada.**

Ahora que ya conoces todos estos trucos, te animo a que hagas uso de ellos y conviertas tus comidas en

experiencias irrepetibles, tanto si estás solo/a o en compañía.

> **¡Conviértete en un anfitrión/a extraordinario tanto para ti, como para tus invitados!**

Además ¿Te has dado cuenta de que todas las recomendaciones son de carácter subjetivo?

Si te fijas bien en los resultados que menciono, solo hablo de percepciones o sensaciones, por lo que estoy **incluyendo la mente en el proceso**. Y es que, tal como te comenté en la primera fase del libro, la mente es la estrella de la película.

Así lo explica la gastrofísica. Según la cual, la experiencia sensorial tiene lugar en la mente, antes que en la boca. Es decir, **emitimos prejuicios sobre la comida, antes de degustarla.** Toda la información que recibe e interpreta nuestro cerebro es, principalmente, originaria de nuestra **vista, olfato, oído y tacto.**

Ah, por cierto ¿Me permites darte un consejo?

⇨⟫ Si en alguna ocasión la comida que te sirven no es de tu agrado, por favor, evita prejuzgar las habilidades del cocinero, pues como has podido comprobar, el resultado final podría ser de causa ajena al chef.

Así que, antes que nada ¡Atrévete y degusta con las manos! Es la forma más efectiva de saber el sabor real de lo que tienes en el plato.

3. 3. 2. Preferencias gustativas:

Desde que empecé dentro del ámbito de la innovación y el desarrollo de productos alimentarios, tengo varias cuestiones sin resolver que me rondan la cabeza y que me gustaría plantearte.

➪➤➤ *¿Estamos condicionados a que nos guste lo que nos ofrece el mercado?*

➪➤➤ *¿Es el mercado el que se adapta a las preferencias reales de los consumidores y las utiliza como base para sus desarrollos de producto?*

➪➤➤ *¿Nuestras preferencias gustativas nos vienen predefinidas por naturaleza o nos programan para ellas?*

Sin duda alguna, estas preguntas son dignas de debate.

Bajo mi punto de vista y después de planteármelas recurrentemente, siempre llego a la misma conclusión; es cuestión de enfoque. Depende de cómo lo mires.

¿Quién va primero el huevo o la gallina?

De acuerdo con lo que hemos aprendido a lo largo de estos capítulos, los cinco factores que determinan nuestra capacidad gustativa también intervienen en nuestras preferencias sensoriales. Aunque no son los únicos, sino la base.

En este apartado indagaremos en ellos para que puedas completar tu proceso de autoconocimiento sensorial.

1. Origen:

¿Quién no se ha sorprendido alguna vez preguntándose el porqué de lo que le gusta?

Es muy común hacerse este tipo de cuestiones debido a que, a lo largo de la vida, nuestras preferencias gustativas están en continua evolución. Pero ¿Cuáles son los momentos clave de nuestra vida en que las desarrollamos?

Científicamente[61] se ha demostrado que en la **etapa fetal** (prenatal) y después del **nacimiento** (postnatal) es cuando **empezamos a desarrollar nuestras preferencias olfato-gustativas.**

➪➤➤➤ ¿Sabías que lo que comía tu madre cuando estaba embarazada de ti tiene mucho que ver con lo que te gusta comer?

La explicación reside en que además de los nutrientes, las sustancias aromáticas de la comida ingerida por la madre, también traspasan la placenta, aromatizando el líquido amniótico que envuelve al feto, el cual es capaz de detectarlas y crear un vínculo positivo o negativo con ellas. Por lo que, después de nacer, el bebé cuando las vuelve a oler, le resultan familiares, y, en consecuencia, crea una preferencia o aversión hacia aquellos alimentos que desprenden fragancias similares a las que percibió durante su etapa fetal.

En la etapa postnatal, **durante la lactancia,** el aprendizaje sensorial del bebé continúa mediante su exposición a la **leche materna** o de **fórmula.**

---

61 Gary K. Beauchamp, Julie A. Mennella. *Flavour Perception in Human Infants: Development and functional Significance.* Digestion 2011; 83 (suppl 1): 1-6.

En ambos casos, el perfil sensorial de la leche ingerida en esta etapa, **deja una impronta en el subconsciente** del bebé debido a su exposición repetida y al impacto emocional ocasionado durante su ingesta. Lo que posteriormente, predispondrá a aceptar positivamente los alimentos de sabores similares a ella.

En el caso de la leche materna, esta almacena las sustancias volátiles de los alimentos que ingiere la madre. Por este motivo, si la madre mantiene una alimentación variada, podrá transmitir mayor cantidad de referencias aromáticas al bebé que sí sigue una dieta monótona.

Por lo contrario, la lactancia de fórmula (artificial), al estar basada en la ingesta por parte del bebé de un producto preparado a base de leche animal y nutrientes básicos, las referencias aromáticas que adquiere el bebé durante este período son muy estrechas y centradas en los gustos salados, umami y amargo.

En conclusión, **la lactancia materna es la opción más adecuada para el amplio desarrollo sensorial del individuo desde temprana edad.**

Esto no significa que los bebés alimentados con leche de fórmula tengan el sentido del gusto y del olfato menos desarrollado. Simplemente quiere decir que los tendrán que adquirir más tarde y a medida que vayan introduciendo nuevas referencias de alimentos en su dieta.

Una vez más, como puedes ver, en realidad no importa des de dónde partes, sino el camino que decides transitar.

Si tu objetivo es tener un amplio conocimiento sensorial, el secreto está en **introducir en tu mente nuevas referencias sensoriales de forma continua y repetida,** hasta que se conviertan en familiares y así, evitar que tu mente las rechace.

Recuerda que el principal objetivo de tu mente es protegerte, por lo siempre tiende a rebotar lo desconocido. De aquí la importancia de tener un amplio abanico de referencias sensoriales.

¿Quieres que te cuente un secreto?

Expandir tu marco mental de referencias sensoriales es posible mediante la cata de multitud de productos de forma repetida y sostenida en el tiempo.

Aquel sabor u aroma que quieras retener en tu mente, ¡olfatéalo y degústalo a diario!

¡Practica, practica, practica!

Este es el gran secreto para expandirte sensorialmente gozando de cualquier tipo de comida y, una oportunidad para restaurar tus hábitos alimentarios transformándolos en saludables.

En definitiva, **tener un amplio registro de referencias sensoriales almacenadas en tu mente es garantía de disfrute y salud,** al mismo tiempo. A largo plazo te sorprenderás de que te gusten alimentos que antes odiabas.

Una cosa más, ante todo, asegúrate de focalizarte exclusivamente en lo que quieres conseguir, no en aquellos factores que no puedes controlar, como son: el tipo de alimentación que llevaba tu madre y el tipo de lactancia que te proporcionó. Solo infórmate sobre ellos para entenderte un poco más.

Por este motivo, quiero hacerte una propuesta muy especial… ¿Aceptas?

Se trata de un precioso regalo para tu madre. Sorpréndela interesándote por sus recuerdos. Pregúntale de forma inesperada por los antojos que tubo cuando estaba embarazada de ti.

¡Estoy segura de que le hará especial ilusión!

Verás los beneficios de esta simple acción al instante. Una conexión bidireccional intensa, en la que harás sentir a tu madre la protagonista de tu historia y ella te desvelará una información muy valiosa, que te ayudará a entender tus preferencias gustativas.

2. Evolución:

A lo largo de nuestra vida, nuestras preferencias gustativas van cambiando de la mano de las necesidades vitales evolutivas que tenemos desarrollas a nivel físico y psíquico en cada etapa.

Concretamente, los seres humanos pasamos por la siguiente transición:

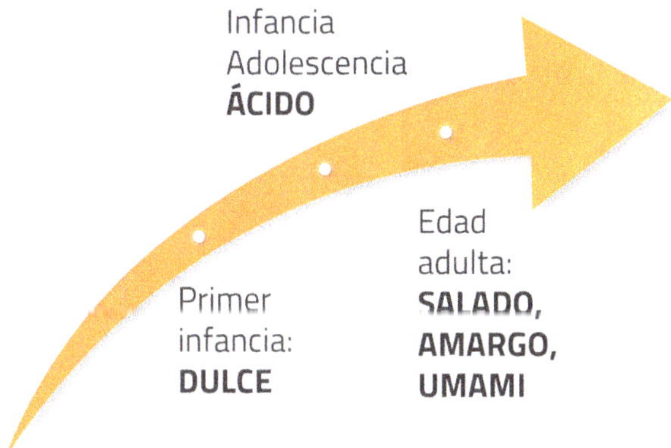

Figura 72. Evolución de las preferencias gustativas según la edad.

2. 1. Primera infancia: dulce

Nacemos predispuestos a que nos guste el dulce. Ya que dulce es la glucosa; el combustible principal que necesitan las células de nuestro organismo para desarrollarse. A pesar de ello, a nivel funcional, la lengua también puede detectar otros gustos, como son el amargo y el ácido.

En todas las etapas vitales, aunque de forma más intensa en la primera infancia, los alimentos dulces evocan una falsa sensación de seguridad sobre las personas, por ser un indicativo de **fuente de nutrientes.**

En consecuencia y de forma natural, **cuando necesitamos sentirnos protegidos,** el patrón de comportamiento humano mayoritario es el de buscar la seguridad mediante la **ingesta de alimentos dulces,** sea cual sea la forma en que se presente; azúcares simples (caramelos, fruta, miel…) o hidratos de carbono complejos (pasta, arroz, patatas…).

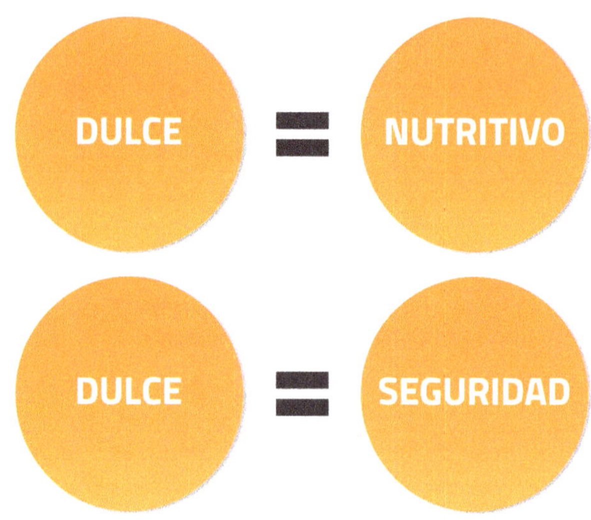

Figura 73. Significado del gusto dulce en la primera infancia.

2. 2. Infancia- Adolescencia: ácido

Una vez el paladar de un niño empieza a evolucionar, deja de lado parcialmente su predisposición por el gusto dulce para introducir el **ácido.**

Así se demostró en el siglo XIX, de la mano de Charles Darwin (1877), cuando a través de sus investigaciones observó que las preferencias gustativas de los niños versus la de los adultos eran distintas. **El gusto ácido es uno de los preferidos en la etapa infantil a diferencia de la edad adulta.**

En definitiva, sus estudios consiguieron relacionar las preferencias gustativas humanas con patrones de comportamiento y alimenticios.

Por ejemplo, en el caso del gusto ácido, se observó que los niños de entre 5 y 9 años con un perfil de comportamiento más **aventurero** preferían intensidades muy altas de

ácido, a diferencia de los más **cautelosos** y precavidos que continuaban decantándose por el **dulce.**

Este es uno de los orígenes que explican el porqué del gusto **ácido** ha sido descrito por múltiples autores como «el gusto de la rebelión»[62].

Todo este conocimiento también fue aprovechado por la industria alimentaria, cuando a finales del siglo XX se detectó un nuevo nicho de mercado basado en satisfacer la necesidad de los niños ante el gusto ácido por medio de los caramelos.

La gran variedad de golosinas ácidas que encontramos en el mercado hoy día tiene su origen en Japón. Cuando a finales del siglo XX, la empresa Nobel desarrolló su primera gominola de gusto extremadamente ácido combinado con un toque dulce, a la que denominó «Super Lemon». Inspirándose en el binomio de gusto **ácido-dulce** de un remedio natural utilizado hace más de 1500 años en medicina China llamado «umeboshi»[63].

El Super Lemon, tal como su nombre indica, era un caramelo esférico que simulaba un **limón;** dulce y duro por dentro, recubierto de una capa crujiente muy ácida, que, al comerlo, simulaba la acción de morder un **limón.**

¡Toda una experiencia solo apta para amantes del gusto ácido!

De aquí su extraordinario éxito entre niños/as de 5 a 9 años.

---

62 Benjamin Errett. *Elements of Taste. Understanding what we like and why.* New York 2017.
63 Cerezas maceradas en vinagre.

Más adelante, el concepto Super Lemon se expandió por todo el mundo sirviendo de inspiración para otros fabricantes de gominolas.

Actualmente, todavía se fabrica y distribuye a nivel mundial. Ahora existe en múltiples versiones de sabores, todas ellas conservando su esencia: la combinación del gusto super ácido con un toque dulce.

Si te apasiona la combinación del ácido con el dulce, como a mí, y quieres vivir una experiencia electrizante, te recomiendo que los pruebes. ¡Estoy segura de que te encantarán!

Cuando los caté por primera vez, fue todo un espectáculo. ¡Me quedé estupefacta! Sin poder hablar, congelada y con los ojos cerrados. Todo provocado por el efecto del gusto ácido.

2. 3. Edad adulta: salado, amargo y umami

Llegados a la etapa adulta, arrastramos todo el conjunto de influencias sensoriales que hemos ido adquiriendo en la infancia, aunque esto no significa que las mantengamos de por vida.

De forma general, se estima que tendemos a preferir los gustos que conocemos o que nos resultan familiares. Aquellos a los que hemos estado más expuestos en el pasado.

Por este motivo, **dependiendo de los hábitos alimentarios inculcados en la etapa infantil, nuestro rango de preferencia en edad adulta será más o menos amplio.**

En esta dirección, entre otros hallazgos, la ciencia ha demostrado la relación entre la exposición a gustos salados a tempranas edades, con una mayor ingesta de sal en la edad adulta.

En realidad, de acuerdo con todo lo que hemos visto hasta ahora, estos resultados pueden ser extrapolables a cualquiera de los cinco gustos básicos.

Lo que significa que una de las claves para la mejora del patrón alimentario en la edad adulta de la población, puede residir en potenciar la educación alimentaria durante la etapa infantil.

3. 3. 2. 1. Influencias externas:

¿Te has preguntado por qué preferimos un producto en vez de otro? ¿Qué es lo que nos impulsa y condiciona en nuestra elección? ¿Por qué compramos sin tener la necesidad?

La respuesta la tienes a tu alrededor. Observa tu entorno. Todo lo que ves, ejerce un poder de influencia sobre ti y tú ejerces un poder de influencia sobre lo que ves. Es recíproco. Es pura energía.

Algo similar a lo que puedes sentir actualmente, cuando vas a comprar o a comer fuera de casa. **Está todo pensado para que te sientas atraído por todo lo que tienes ante tus ojos.** Todo preparado para disparar miles de estímulos que te dejarán perplejo al instante, en solo poner un pie dentro del local distanciándote de tu objetivo inicial.

Por lo que, hoy en día, ir al supermercado o a un restaurante, en la mayoría de los casos se ha convertido en una auténtica fiesta para tus sentidos. Pura distracción para influenciarlos a la conveniencia de la estrategia de márqueting y ventas del lugar.

Toda una **experiencia sensorial** diseñada minuciosamente por equipos transversales de expertos[64], que conocen al milímetro cómo influenciar la mente humana, la cual, a mí personalmente, se me asemeja a ir al teatro.

Todo un espectáculo en el que solo tienes que **escoger** la obra, **dejarte llevar** y **disfrutar.**

Pero, realmente ¿Cómo sabemos si estamos viviendo una auténtica **experiencia sensorial**?

A nivel neurogastronómico se considera que **la auténtica experiencia sensorial es el resultado de la combinación de la mejor comida con la expectativa del consumidor.** En esta ecuación ambos elementos son fundamentales.

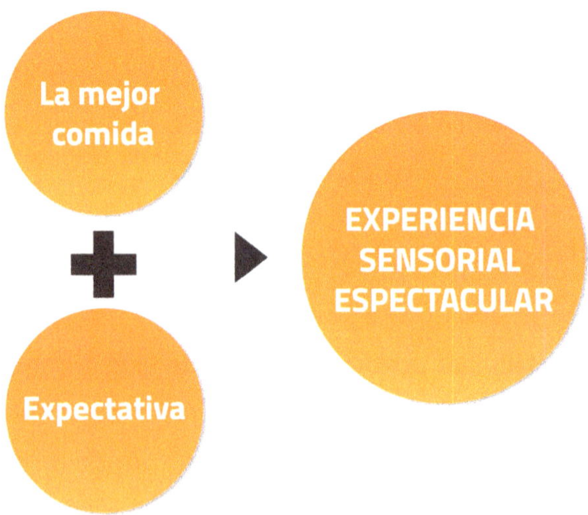

Figura 74. Requisitos para una experiencia sensorial espectacular

64 Equipos multidisciplinarios formados por expertos en psicología, marketing, diseño gráfico, música y chefs

Entonces ¿Cuáles son los puntos clave para vivir una experiencia sensorial apoteósica?

En mi opinión, podríamos contar hasta 6:

1. **Saber escoger la comida:**

Pero ¿Cómo lo hacemos?, ¿bajo qué criterios?

Realmente no existe ninguna norma escrita para definir la mejor comida, aunque lo que sí sabemos es cómo reconocerla.

⇨ **El requisito esencial es que debe saber bien.** Aspecto totalmente sujeto a la **individualidad sensorial** y al **enfoque personal**.

Por ejemplo, para un neurocientífico, que la comida sepa bien, dependerá de cómo el cerebro procesa la información **olfatogustativa** que recibe. En cambio, para un científico sensorial será en función de cómo la gente percibe la comida. O, por lo contrario, para los amantes de la cocina moderna, el secreto residirá en los ingredientes y las técnicas culinarias empleadas.

2. **Cantidad de comida:**

A nivel psicológico, tener ante nuestros ojos un plato repleto de comida se percibe como más positivo que tenerlo medio vacío. Por esta razón, muchas veces se valora la experiencia sensorial como positiva por el simple hecho de haber quedado lleno hasta las trancas, en vez de por la calidad de la comida o del servicio.

¿A quién no le ha pasado alguna vez recibir reseñas positivas de restaurantes por parte de alguien conocido solo por el mero hecho de que le sirvieron cantidades estratosféricas de comida?

Si me permites un consejo, **prioriza la calidad antes que la cantidad.**

Tal como decimos en mi región, «**en el pot petit hi ha la bona confitura**», lo cual significa que «**más vale poco y bueno, que malo y a lo grande**».

Así que, ¡no te dejes engañar por las apariencias, ni por las opiniones ajenas! Escucha tu voz interior y aquello que quieras experimentar, compruébalo siempre por ti mismo/a.

3. El alimento o plato: historia y descripción.

De acuerdo con lo que hemos visto en las páginas anteriores, **la experiencia sensorial reside en la mente, antes que en la boca.**

Una evidencia de ello es cuando llega el momento de escoger en la carta de un restaurante el plato que nos apetece comer.

La manera de describir el plato, antes de verlo, nos crea una expectativa de lo que vamos a comer. Es decir, diseñamos una película mental, con todo tipo de detalles de cómo será nuestra experiencia antes verlo y catarlo.

En definitiva, prejuzgamos el plato por su nombre y predefinimos su valor. Este fenómeno técnicamente es conocido como «Nudging by Naming»[65].

Asimismo, ocurre con los productos alimentarios que encontramos en el supermercado. Los compramos muchas

---

65 Crear poder de influencia con el nombre del producto.

veces por el nombre y por su historia, los cuales previamente ha conseguido captar nuestra atención.

Actualmente, es muy común complementar la etiqueta del producto con su relato, técnica conocida como «storytelling». Una estrategia de márqueting que consiste en ser la historia del propio producto, lo cual nos permite conectar con sus orígenes. Algunas veces de forma real y otras de forma ficticia.

4. El entorno:

El entorno es un elemento que **influye directamente en el resultado de la experiencia sensorial.** Se ha demostrado que puede decantar el resultado de la balanza hacia el polo positivo o al negativo en un **20%.**

Cuando hablo del entorno, me refiero a todo lo que hace referencia a la ambientación del establecimiento (decoración, música, iluminación...)

Y es que nuestra mente nos sugestiona constantemente. Depende de lo que percibe de los sentidos nos condiciona a sentirnos de determinada forma.

Por este motivo, el entorno donde comemos tiene un gran valor. De hecho, si te das cuenta, es uno de los puntos a valorar cuando se otorgan las «estrellas Michelin» a los restaurantes.

Sentirnos especiales cuando comemos es crucial para que la experiencia sensorial sea espectacular, y el entorno es el punto clave.

5. Si tienes influencias de personas que previamente han probado el producto que vas a catar:

Seguro que en más de una ocasión has pedido opinión a tu entorno sobre algún producto o restaurante nuevo.

Honestamente, evita hacerlo si quieres disfrutar al 100% de la experiencia, según tu criterio. Porque al igual que con el nombre del plato o producto, conocer previamente la opinión de los demás, te influencia a vivirla positiva o negativamente.

6. El precio:

El precio que pagar por lo que estás consumiendo, en general, nos da una idea del valor que tiene.

Normalmente, el valor de lo que comemos está directamente relacionado con la calidad ofrecida. Y la calidad con la **mejor comida, el mejor servicio** y **el mejor espacio.**

Cuando somos conscientes de estar en sintonía con estos tres elementos, la vivencia se convierte en espléndida.

Nos sentimos completamente realizados, porque en el fondo creamos una expectativa acorde al precio que pagamos.

Así que, ya sabes, si quieres disfrutar de una experiencia sensorial electrizante, cuídate de tener controlados todos estos aspectos. Porque no solo depende de la comida.

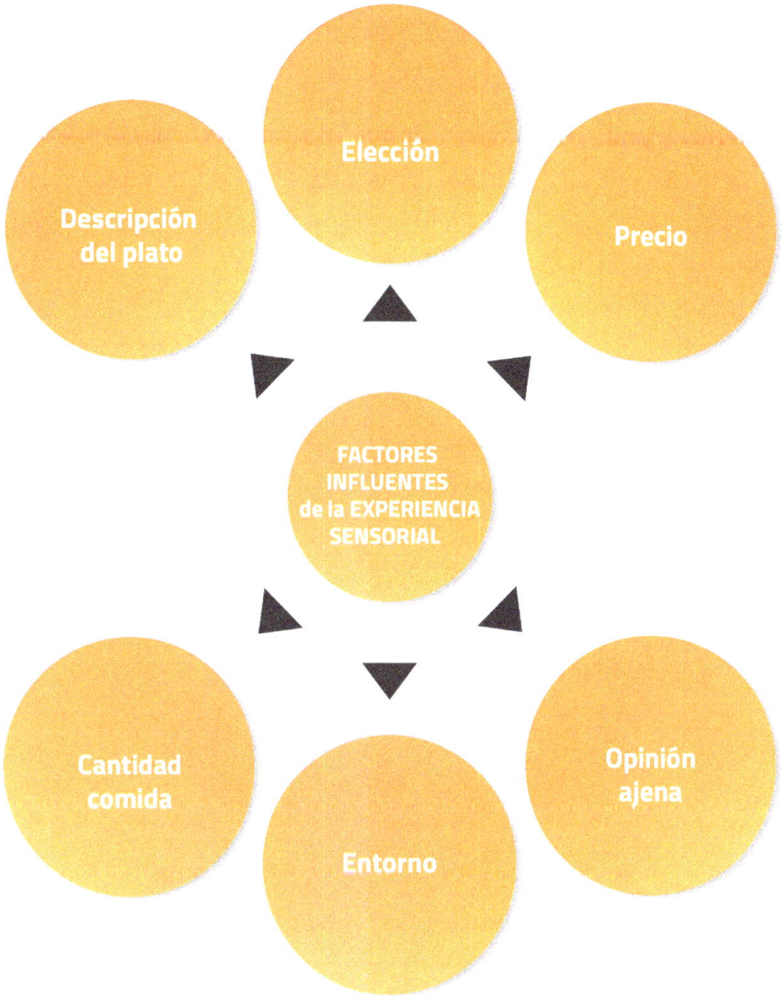

Figura 75. Factores influyentes de la experiencia sensorial.

Para concluir este apartado, después de haber aprendido cómo generamos nuestras preferencias gustativas, se me plantea la siguiente cuestión:

¿Cómo influenciar de forma eficiente a las personas para que lleven una vida saludable?

En mi opinión, la clave no se encuentra tanto en conocer qué prefiere la población para comer; información importante también que permite ver el patrón de hábitos alimentarios de un grupo, sino **en cómo y cuándo se originan las preferencias sensoriales**. Principalmente, porque es el modo de averiguar cuál es el mejor momento para empezar a educar a las personas.

Sin lugar a duda, comenzar a temprana edad es lo más recomendable, entre otras cosas, debido a que:

1. Aún no hay un sistema de creencias inculcado en la persona.

2. El origen de nuestras preferencias sensoriales reside en el embarazo.

3. Los estímulos externos afectan a nuestra capacidad de elección.

Ahora bien, ya que eres conocedor/a de toda esta información, utilízala a tu favor. Tienes un tesoro entre tus manos, que si lo utilizas correctamente, puede suponer tu mayor legado para tus descendientes.

FASE 4:

COMPROMISO
DE OTRO PLANETA

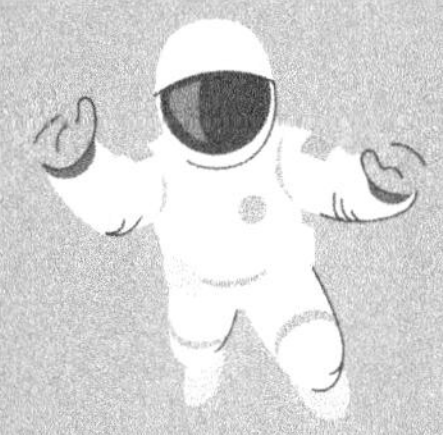

Me complace comunicarte que has llegado al fin de este apasionante viaje, en el que deseo, hayas cumplido tu anhelado objetivo:

**Descubrir y conectar con tu paladar
para que nada te sepa indiferente.**

Me siento especialmente orgullosa de haberte acompañado en esta primera fase de tu proceso de transformación, en el que has podido tomar consciencia de tu presente e identificar qué aspectos puedes mejorar, para llegar a tu meta final:

Conseguir que cada bocado tenga sentido
y sea memorable.

Todo el conocimiento concentrado en *Saborea la Comida* es la base de lo que debes conocer para iniciar tu proceso.

Deseo de todo corazón que este maravilloso manual te haya empoderado a conseguirlo.

Llegó el momento de que utilices toda su información a tu favor.

Recuerda que el «**comer por comer**» es un hábito tóxico, que solo sirve para aumentar la frustración acerca de aquello que queremos compensar con la ingesta.

Escucha tu cuerpo, tu alma y controla tu mente. Piensa que cada uno de estos elementos está siempre a tu lado y te guían de forma concreta en tu vida.

Así que ¡no los ignores! Cada señal que te dan es una bendición a la cual debes prestar atención.

Ahora, pero, solo te falta un paso, comprometerte.

Decide y pacta contigo mismo/a adoptar y adaptar a tu manera todo lo que te has aprendido.

¡Hazlo aquí y ahora!

Fija tu compromiso en el siguiente espacio:

Yo, ...

. . . .

me comprometo a:

1. *Utilizar a mi favor mi sentido del gusto para* **saborear** *de forma consciente y positiva cualquier tipo de alimento que decida comer.*

2. *Erradicar el hábito de* **«comer por comer»** *planificando mis momentos destinados a la ingesta.*

3. *Integrar en mi mente:*

   Comida = Beneficio para mi organismo=
   Energía= Placer

4. *Comer sólo cuando me sienta feliz.*

5. *Cuidar al máximo el entorno (personas), espacio y las herramientas que utilizo para comer.*

Firma. . . . .

. . . .

Fecha: . . . .

Cuídate mucho querido lector/a. Ha sido un auténtico placer poder compartir contigo todo el conocimiento y la experiencia que en su momento me permitió transformar la forma en que me relacionaba con la comida.

Quiero que sepas que, si yo pude, **¡tú también puedes hacerlo!**

Te agradezco enormemente toda la confianza que has volcado en mí.

¡Me hace muy feliz!

Para mí, saber que has llegado hasta el final del libro es una señal irrefutable de que tienes un **compromiso de otro planeta** con tu vida. Especialmente con el modo que tienes de vivirla. Que es sin duda, ¡a todo color y sabor!

Para finalizar, deseo de todo corazón que te hayas divertido y aprendido tanto como yo mientras escribía *Saborea la Comida*.

¡Mi primer proyecto editorial!

Si te ha gustado y quieres seguir aprendiendo sobre todo el universo sensorial e innovación alimentaria, estaré encantada de continuar entrenándote en mis próximos proyectos, a los que podrás acceder en mi web **https://www.susannarbat.com** y en mi perfil de redes sociales:

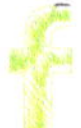 https://m.facebook.com/susanna.arbat
https://m.facebook.com/saborealacomidaSAB.

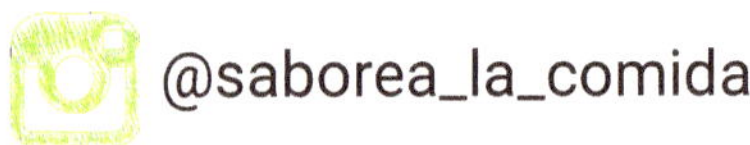 @saborea_la_comida

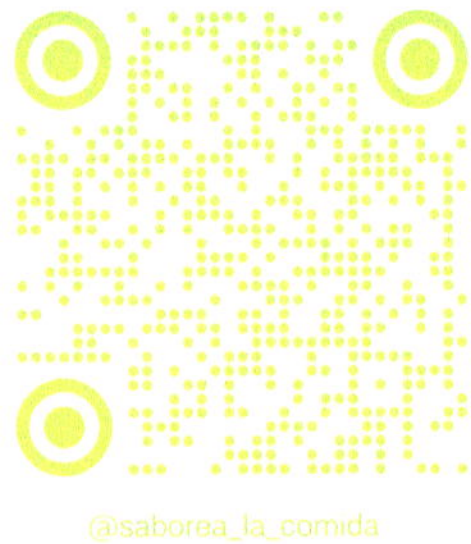

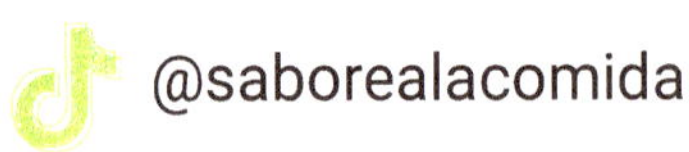 @saborealacomida

¡Hasta pronto! Un abrazo enorme de tu mentora,

Susanna Arbat 

LA VOZ DE TU ALMA
de Lain García Calvo

Querido lector/a,

Seguro que en multitud de ocasiones has tenido la oportunidad de escuchar *la voz de tu alma.* Aquella vocecilla que sale de tu interior y que te guía por la vida… Más comúnmente conocida como **intuición** o **corazonada.**

A lo mejor no la has reconocido o simplemente la has ignorado… Pero seguramente se ha manifestado a lo largo de tu vida.

Así pasó conmigo, cuando a principios de 2020, decidió materializarse ante mí. Primero en forma de persona y después, de libro.

Descubrí a Lain García Calvo de forma inesperada escuchando una entrevista de *podcast*. Me cautivó al instante. Sin saber quién era, me fue imposible dejar de prestarle atención durante los sesenta minutos que duró.

Hablaba de un mundo metafísico, de unos principios… ¿Principios de qué? Pensé al inicio. Fue mi primer contacto con el mundo espiritual. Pues hasta ese momento no sabía ni lo que significaba la palabra metafísica. Nunca había oído hablar de ese concepto.

Adquirí *La Voz de Tu Alma* con la convicción de ser la puerta correcta que me faltaba por abrir para conseguir mi objetivo; ser mi mejor versión para contribuir al mundo de acuerdo con sus reglas. Y así ha sido…

La Voz de Tu Alma alberga los siete secretos del universo o, mejor dicho, las siete reglas de oro de cómo funciona el juego de la vida. Doce tratados mágicos que tienen el poder de adaptarse a ti facilitándote todas las herramientas necesarias para tu expansión personal global.

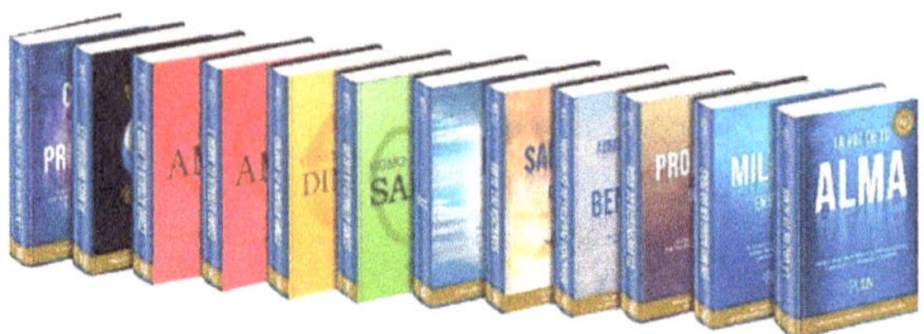

Figura 76. Saga La Voz de Tu Alma

Sin duda, una obra espectacular repleta de una sabiduría con valor incalculable, la cual recomiendo leer a todo el mundo, al menos una vez en la vida, pues, literalmente, te la gira del revés para anteponerte ante ella.

En mi caso, me ha permitido comprender e incorporar las reglas del juego:

«La vida no te pasa a ti, pasa para ti»

Así como el secreto más bien guardado de la humanidad:

«Tú eres el/la único/a responsable de crear tu realidad,
porque el universo es mental
y lo que piensas se manifiesta»

Una vez que te das cuenta de ello, no hay vuelta atrás... Dejas por completo de ser el espectador de tu vida para empezar a crearla. Sin excusas. Asumiendo el cien por cien de la responsabilidad de las cosas que te suceden.

En definitiva, te conviertes en una ALMA IMPARABLE, una auténtica **oveja negra descarriada**. Y eso es precisamente en lo que me he transformado yo.

Y tú, ¿a qué esperas para descarriarte del rebaño?

Entra en **www.laingarciacalvo.com** para conseguir tu saga.

Yo por mi parte, me despido con una dedicatoria para mi querido mentor:

«Lain, eres la estrella polar que ilumina y guía mi vida.
Te estoy enormemente agradecida por ello».

Susanna Arbat